Kohlhammer

Die Autorin

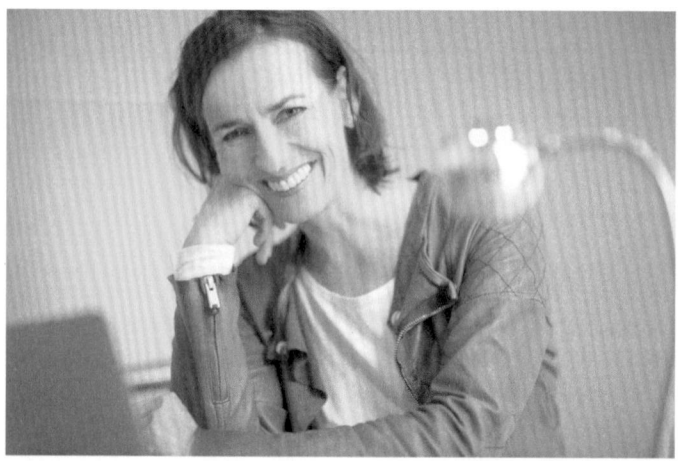

Sandra Mantz ist Inhaberin der SprachGut® Akademie, Gesprächstherapeutin und Sprachkompetenztrainerin für humane Dialog- und Gesprächskompetenz Health Care.

Sandra Mantz

Kommunizieren in der Pflege

Kompetenz und Sensibilität im Gespräch

2., aktualisierte Auflage

Verlag W. Kohlhammer

Dieses Werk einschließlich aller seiner Teile ist urheberrechtlich geschützt. Jede Verwendung außerhalb der engen Grenzen des Urheberrechts ist ohne Zustimmung des Verlags unzulässig und strafbar. Das gilt insbesondere für Vervielfältigungen, Übersetzungen, Mikroverfilmungen und für die Einspeicherung und Verarbeitung in elektronischen Systemen.

Die Wiedergabe von Warenbezeichnungen, Handelsnamen und sonstigen Kennzeichen in diesem Buch berechtigt nicht zu der Annahme, dass diese von jedermann frei benutzt werden dürfen. Vielmehr kann es sich auch dann um eingetragene Warenzeichen oder sonstige geschützte Kennzeichen handeln, wenn sie nicht eigens als solche gekennzeichnet sind.

Es konnten nicht alle Rechtsinhaber von Abbildungen ermittelt werden. Sollte dem Verlag gegenüber der Nachweis der Rechtsinhaberschaft geführt werden, wird das branchenübliche Honorar nachträglich gezahlt.

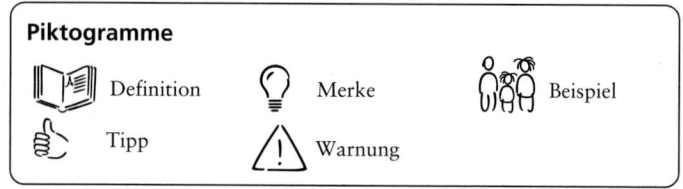

2., aktualisierte Auflage 2019

Alle Rechte vorbehalten
© W. Kohlhammer GmbH, Stuttgart
Gesamtherstellung: W. Kohlhammer GmbH, Stuttgart

Print:
ISBN 978-3-17- 035920-8

E-Book-Formate:
pdf: ISBN 978-3-17- 035921-5
epub: ISBN 978-3-17- 035922-2
mobi: ISBN 978-3-17- 035923-9

Für den Inhalt abgedruckter oder verlinkter Websites ist ausschließlich der jeweilige Betreiber verantwortlich. Die W. Kohlhammer GmbH hat keinen Einfluss auf die verknüpften Seiten und übernimmt hierfür keinerlei Haftung.

Dir, dem Wesen der Gesundheit gewidmet.

Vorwort

Das Grundgesetz ordnet die Altenpflege, die Gesundheits- und Krankenpflege und die Gesundheits- und Kinderkrankenpflege den Heilberufen zu. Heilende Impulse zu geben, Heilung zu fördern und bedürftigen Menschen eine genesungsfördernde Begleitung zu bieten sind grundlegende Motivationsfaktoren Pflegender und spiegeln den ursprünglichen Sinn des gewählten Berufs. Körper, Geist und Seele des kranken und pflegebedürftigen Menschen wollen beachtet und gepflegt werden. Die derzeitig noch vorherrschenden Ausdrucksformen des Denkens, Sprechens und Handelns im Pflegeprozess fordern von allen beteiligten Berufsgruppen eine kritische Reflexion. Zu floskelhaft, oberflächlich wirkend und funktional zeigen sich die Gesprächs- und Dialogmuster im Praxisalltag. Ein durch und durch kommunikatives Berufsbild sollte sich durch einen bewussten Umgang mit Sprache auszeichnen und eine wertschätzende Sprachkultur und humane Gesprächsführung spiegeln. Worte, Gesten und Stimmungen wirken vielfach weiter und verbreiten sich auf Fluren, durch offenstehende Türen, in Bewohner- und Patientenzimmern und in so manchem sensiblen Gemüt von Angehörigen, Gästen und Kolleginnen. Alle Beteiligten werden täglich mit komplexen Kommunikationsanforderungen bei sehr engen Zeit- und Personalressourcen konfrontiert. Die »großen Heiler« unter uns sind die, die nicht nur ihr »Handwerk« am Körper des Menschen verstehen, sondern die, die Geist und Seele des Menschen gleichermaßen achten, den Nuancen pulsierender Emotionen Raum geben und in vielen (oft stillen und unbemerkten) Momenten die Kraft ihrer Gedanken und Worte in Handlungen einfließen lassen. So nähren sie das Wesen der Gesundheit, erfüllen ihren Beruf mit Sinn, Verstand und Anmut und bleiben bestenfalls auch selbst gesund. Pflegende bauen täglich Tausende von Kommunikationsbrücken in die Bedeutungs- und Gefühlswelt ihrer Patienten, Senioren, deren Angehörigen und in kollegiale Strukturen. Oft fehlen die Worte, Missverständnisse rauben Kraft, das Gefühl von Rechtfertigungen entmutigt. Das zu diesem Thema bereits erschienene Arbeitsbuch »Mit heilsamen Worten pflegen« steht Ihnen zum intensiven Selbststudium, als Lehrmaterial oder für Teamreflexionen zur Verfügung. Die Inhalte dieses kompakten Wegbegleiters bieten dem Lesenden in übersichtlicher Form praktische Zusammenfassungen und erweiternde Lehrinhalte zur eigenen Kompetenzerweiterung. Er bietet heilsame und bewusstseinserweiternde Aspekte, um

- dem hohen Engagement und den guten Absichten von Pflegenden einen kompetenten, klaren und kraftvollen Ausdruck zu geben,
- eigene Sichtweisen für die Bedeutung von Sprache und Gespräch im beruflichen Kontext zu erweitern,
- das Verantwortungsbewusstsein für den vorherrschenden Umgangston persönlich und im Team neu zu reflektieren,
- durch Gesprächs- und Umgangskultur Kraft zu schöpfen und Kräfte zu bündeln,
- heilsamen Wortschätzen wieder Leben zu geben,
- Ruhepunkte in sich zu aktivieren,
- dem selbst erwählten Beruf einen würdigen und freudvollen Ausdruck zu verleihen,
- dem Patienten, Senior und Angehörigen mit Herz und Verstand zu begegnen und
- dem Wesen der Gesundheit etwas grundlegend Wichtiges zu bewahren: Menschlichkeit, Würde und gelebte Kompetenz.
- So erweitern Sie Ihre Gesprächs- und Dialogkompetenz im beruflichen Kontext, sensibilisieren sich für eigene, möglicherweise noch unbewusste Kommunikationsmuster und bringen Ihre fachlichen Kompetenzen zu einem professionellen und vertrauenswürdigen Ausdruck.

Sandra Mantz, im Januar 2019

Inhalt

Vorwort 7

Einführung: Ein offenes, persönliches und kollegiales Wort   13

1   Wer pflegt, spricht. Wer spricht, pflegt?   18
     1.1   Erwartung und Anspruch im beruflichen
            Kontext »Pflege«   19
     1.2   Anspruch und Wirklichkeit   24

2   Sensibilisierung   29
     2.1   Noch vorherrschende Sprachmuster
            des Gesundheitswesens   29
     2.2   Ansteckende Hektik   44

3   Pflegefachkompetenz: Sprache und Gespräch   48
     3.1   Aufgewacht!   48
     3.2   Die Sinne gewandelt und weitergedacht ..   61
     3.3   Sensibilisierungsschritte   65
     3.4   Ausdrucksformen der Kommunikation ...   67
     3.5   Der Laie und der Profi im Gespräch   68
     3.6   Profispirale   71

4   Papillon – der Schmetterling im Gespräch   74
     4.1   Sprich, damit ich Dich sehe, Profi!   77
     4.2   Zwei Flügel für den Schmetterling – zwei
            Kompetenzebenen für das Gespräch   80

5	**Wortkino**	87
5.1	Einblicke in die Welten der Bilder, Worte und Sprachen	87
5.2	Sprachbilder – Das Bild im Wort, das Kraft kostet	92
5.3	Sprachbilder – Das Wort im Bild, das Kraft spendet	100
5.4	Sprache der Gesundheit und ihre innewohnende Kraft der heilsamen Bilder	104

6	**Humane Gesprächsführung**	107
6.1	Ohren	108
6.2	Hören öffnet Türen	110
6.3	Gast in der Bedeutungswelt des anderen	110
6.4	Empathie und aktives Zuhören	111
6.5	Bedeutung von Empathie	112
6.6	Das Geschenk: Impulskraft der Heilung	113
6.7	Das Lernfeld und Ihre Lehrer	113
6.8	Was Empathie nicht ist	114
6.9	Der Begründer – Carl Rogers	115
6.10	Ein aufrüttelndes Wort zum Umgang mit »Demenz«	117

7	**Mit heilsamen Worten pflegen**	122
7.1	Substantive	124
7.2	Adjektive	129
7.3	Verben	134
7.4	Pflegewendungen	139
7.5	Sprachen der Gesundheit	145

8	**Die Zukunft! Esprit und Mut für neue Wege**	151
8.1	SprachGUT®Begleiterinnen und SprachGUT®Mentorinnen für das Gesundheitswesen	151
8.2	Storytelling bereits qualifizierter Sprachprofis	153

9	**Inspiration zur Reflexion**	163
9.1	SprachGUT® Reflexionsbogen für Sprachmuster und Gesprächsverhalten ...	163
9.2	SprachGUT®Spiegelbogen »Ich und das Seminar«	167
9.3	Was ich noch sagen wollte	171

Literaturverzeichnis 173

Stichwortverzeichnis 177

Einführung: Ein offenes, persönliches und kollegiales Wort

Mein Werdegang, meine Berufsjahre, meine Lebensgeschichte beschreibt einen fast typischen Weg in der Welt der Pflege. Ich bin ihn gegangen, wie viele meiner Kollegen und Kolleginnen. Fleißig, zuverlässig und angepasst, bis die Erschöpfung überhandnahm. Auf dem Schoß meiner Oma Maria groß geworden, erinnere ich heute die Szenen, die mein Herz öffneten für die Welt, die Gedanken, die Gefühle und die Sprache alter und sehr alter Menschen. Meine Oma Maria wurde über 90 Jahre alt, lebte inmitten (m)einer Großfamilie und wurde vielfach in das normale Leben der damaligen Zeit integriert. Häusliche Pflichten gab es bei neun Kindern genügend. Sie half bis in ihr hohes Alter mit. Wenn sie »komische« Dinge tat, sagte meine Mutter: »Oma ist verkalkt.« Niemand fand das »krank«, es gehörte zum Alter dazu – einfach war es für alle Beteiligten auch damals nicht. Für mich stand fest, dass eine Oma das Beste ist, was einem Kind passieren kann, und ich war der Meinung, dass sich viel mehr Menschen auf das »Altsein« freuen sollten. Ich wurde größer, erlebte die Zwiespälte meiner Eltern in Bezug auf die Obhut meiner Großmutter. Ich verstand nach und nach, dass auch meine Oma anderen Menschen wehgetan hat – durch Geschichten, die ihr eigenes Leben schrieb. Mir wurde klar, alte Menschen brauchen Zuwendung von Menschen, die in der Lage sind, sie zu nehmen wie sie eben sind – frei von alten Geschichten.

So wurde ich Altenpflegerin und habe damit eine der besten Entscheidungen meines Lebens getroffen. Niemand kann sich wirklich vorstellen, wie viele tief berührende, herzhafte und fröhliche Begegnungen eine Altenpflegerin mit alten Menschen haben kann. Alte, sehr alte und sterbende Menschen waren sicherlich wahre und große Lehrmeister in meinem Leben. Ich lernte viel von ihrem Leben und ich lernte noch mehr von ihrem Sterben. Ihre körperliche Endlichkeit zeigte mir immer wieder Gesichter der Gnade, denn die Essenz eines Lebens wurde sichtbar und spürbar.

Die Anfangsjahre im Beruf waren voller Optimismus. Neugierig, sprudelnd und entschlossen engagierte ich mich für neue Ideen, andere Strukturen und frischen Wind im sehr anständigen und gediegenen Pflegealltag. Mit Anfang 20 qualifizierte ich mich zur Stationsleiterin und tauchte erstmalig ein in die Welt der Kommunikation, Psychologie und Mitarbeiterführung. Ich liebte diese Welt – zum Leidwesen meiner Kolleginnen. Über meinem Kopf schwebte allzeit ein Slogan: »Die macht sich wichtig.« Unerfahren wie ich war, bemühte ich mich zu beweisen, dass ich »ein guter Mensch« bin und machte so ziemlich alles falsch, was falsch zu machen geht. Erschöpft, krank und vor allem völlig enttäuscht von den scheinbar netten Menschen in der Pflege gab ich nach etwa sieben Jahren Führungsarbeit auf. Nicht das System »stationäre Pflege« hat mich erschöpft, sondern insbesondere Rivalität und Konkurrenz in den eigenen Reihen, Neid und Missgunst, private Eitelkeiten, Ausgrenzung, Verharren in alten Strukturen, hierarchische Machtszenarien nahmen mir Kraft, Mut und Toleranz – so dachte ich. Bis ich erkannte, dass ich ein Teil des Systems bin und Einfluss nehmen kann, wenn ich mich nicht an den Grenzen im Außen orientiere, sondern meine Freiräume im Inneren erkenne, nutze und lebe. Privat bildete ich mich weiter. Die Bildungswege waren intensiv und lehrreich. Ich erkannte rasch, dass ich lernen konnte, mich in der hoch emotionalen Welt der Pflege zu schützen. Ich wollte wieder gesund werden und die Sinnhaftigkeit unseres schönen Berufsbildes zurückgewinnen.

Heute weiß ich, dass es geht und wie es geht. Wieder die Wahl haben, kreativ zu sein statt durchzuhalten, danach sehnen sich viele Pflegende. Ich weiß, die Lösungen liegen nahe. Sie liegen *in* uns und kommen durch unsere Fähigkeit bewusst zu denken, zu sprechen und zu handeln zum Ausdruck. Allerdings haben viele von uns vergessen, dass sie freiwillig im Pflegeberuf sind und viele von uns beschäftigen sich anhaltend (!) mit destruktiven Themen der Team- und Führungsarbeit, lehnen jedoch eigene Verantwortung aus mehr oder weniger guten Gründen ab. Wir reden viel, jedoch selten direkt und konkret. Wie fremd- und ferngesteuert reagieren wir auf Hunderte von Reizen im Außen. Einen großen Anteil davon könnten wir uns täglich an Lebenskraft und Nerven sparen. Alte und/oder kranke Menschen zu pflegen, aus freiem Willen einen Beruf zu erlernen, der das Wohl, die Würde, die Linderung, die Heilung und auch das Sterben von Menschen in den Mittelpunkt allen Geschehens stellt, erfordert nicht nur Herz, sondern einen wachen Verstand und die Fähigkeit, hochkomplexe pflegerische, medizinische und strukturbedingte Anforderungen täglich zu meistern. In den Fach- und Methodenkompetenzen (Körper) sind wir sehr gut geschult, fast »getrimmt«. In der Begleitung und Pflege von Geist und Seele sind wir zwar im Ansatz gelehrt und haben theoretisches Wissen, jedoch wenig Übung und noch weniger kritisches Feedback. Viel zu schnell rutschen wir in eine »esoterische Ecke«, denken an »schwierige Charaktere« und eine mangelhafte Erziehung«. In den eigenen Berufsreihen schwindet die Menschlichkeit, Emotionen werden von uns selbst belächelt, die Sprache mit Patienten und Angehörigen reduziert sich auf das Nötige, das Funktionale, das »fertig werden«. Die kalten Umgangsformen miteinander greifen alle Beteiligten an. Nicht nur körperlich, auch im Gemüt, in der Seele und im Geist. Unser Denken ist arm geworden, die Worte für Menschen, für das Herz, für die »Psychohygiene« (die Gesundheit der Seele!) werden von uns selbst abgetan, ironisch bewertet und in hierarchischen Strukturen der Gesundheitssysteme erstickt. Der geringe Nachwuchs und das nach wie vor wenig attraktive Image unseres Berufsbildes sind auch ein Spiegel unserer eigenen Umgangsformen innerhalb der Systeme. »Die Hölle« beginnt tatsächlich nicht immer bei dem anderen. Jeder ist für sein eigenes Denken, Sprechen und Handeln im beruflichen Kontext selbst verantwortlich und ich weiß, dass bei all den guten Absichten, die wir in uns tragen, viel in uns liegendes Potenzial brach liegt.

Der Erinnerung und der Aktivierung derselben widme ich die Inhalte dieses zweiten Buches zum Thema »Kommunikation in der Pflege«. Ich habe meine Pflege- und Führungserfahrungen praxisnah für Sie aufbereitet. Viele Impulse aus der Trainings- und Seminararbeit fließen mit ein. Aus- und Weiterbildungsaspekte aus der humanen Psychologie und der Sprachwissenschaft bieten

Struktur. Möge dieses handliche Werk all meinen Kolleginnen Kraft und neuen Esprit für ihre Gespräche geben und dem Wesen der Gesundheit (Gesundheitswesen) eine Sprache zurückbringen, die ihm auch entspricht und uns zu jeder Zeit zur Verfügung steht: Die Sprache der Gesundheit, der Würde und der Menschlichkeit.

1 Wer pflegt, spricht. Wer spricht, pflegt?

> **Die Drei Siebe**
>
> »Eines Tages kam Kritias zu Sokrates. Aufgeregt rief er: »Höre Sokrates, das muss ich Dir erzählen, wie ein Freund…«
> »Halt ein«, unterbrach ihn der Weise, »Lass sehen, ob das, was Du mir erzählen willst, durch die drei Siebe geht.«
> »Drei Siebe?«, fragte Kritias voll Verwunderung.
> »Ja mein Freund, drei Siebe! Das erste Sieb ist die Wahrheit. Ist das, was Du mir erzählen willst, wahr?«
> »Nun, ich weiß nicht, ich hörte es erzählen, und…«
> »Aber vielleicht hast Du es im zweiten Sieb geprüft, dem Sieb der Güte. Ist das, was Du mir erzählen willst, wenn schon nicht als wahr erwiesen, wenigstens gut?«
> Zögernd sagte Kritias: »Nein, das nicht, im Gegenteil…«
> »Dann«, unterbrach ihn der Weise, »lass uns auch das dritte Sieb noch anwenden: Ist es notwendig, mir zu erzählen was Dich so erregt?«
> »Notwendig nun gerade nicht…«
> »Also«, lächelte Sokrates, »wenn das, was Du mir erzählen willst, weder wahr, noch gut, noch notwendig ist, so lass es begraben sein und belaste Dich und mich nicht damit!«
> (Jacobs & Niemeyer 2006)

Der Satz aus dem Volksmund »Man sagt ja nix, man redet ja nur …« spiegelt etwas wider, was uns im Pflegealltag immer wieder zum Verhängnis wird. Wir reden zwar viel und geben uns Mühe, jedoch führt dies oft nicht zum gewünschten Ziel oder Erfolg. Seit Jahrzehnten ist das Thema »Kommunikation in der Pflege« ein wiederkehrendes Thema und will nicht enden. Kaum eine Pflegehandlung kommt ohne verbale oder nonverbale Signale und Botschaften aus. Sehr oft bekommen Worte und kurze Gespräche die Bedeutung einer eigenen Pflegehandlung. So stellen heute Gesprächskultur und Sprachkompetenz ein grundlegendes Qualitätsmerkmal im Gesundheitswesen dar. Umgangsformen, Kommunikationsmuster und kompetente Aussagen werden von allen am Pflegeprozess Beteiligten stärker wahrgenommen und bewertet. Unbedacht geäußerte Worte landen auf Goldwaagen, wiegen oft schwer und kosten Patienten, Angehörige und Pflegende Kraft, Freude, Zeit und Geld. Souverän und vertrauenswürdig in hochkomplexen Anforderungen zu kommunizieren, gelingt relativ gut bei den »netten und geduldigen«, nicht jedoch bei den gereizten, gestressten und erschöpften Beteiligten. Professionalität ist erst dann gefragt, wenn es »schwierig« wird. Sprachkompetenz schützt Pflegekräfte und aktiviert Respekt und Klarheit im Umfeld. Übung macht Sie zum Meister!

1.1 Erwartung und Anspruch im beruflichen Kontext »Pflege«

Berufsbilder von Heilberufen bieten und wecken insbesondere menschliche Assoziationen in der Gesellschaft und bei den Bedürftigen. Ergänzt mit hohen fachlichen, medizinischen und pflegerischen Fachkenntnissen fördern Werbeplakate, Logos und Schriftstücke ein stark serviceorientiertes und ganzheitliches Anspruchsdenken von vielen Seiten. Die Erwartungen sind allseits hoch.

1.1.1 Leitbilder – unser Pflegeverständnis

Leitbilder haben die Funktion, eine Orientierung in das Innere eines Unternehmens und nach außen ein positives Bild für die Öffentlichkeit zu geben. Im Folgenden lesen Sie aus unterschiedlichen Leitbildern der Healthcare Branche frei entnommene Beispielsätze:

Wir sind laut Leitbildern eine Berufsgruppe, die außerordentlich empathisch, menschlich, respektvoll, wertschätzend, hilfsbereit, individuell, immer freundlich, würdevoll und dem Patienten, Senior und Angehörigen respektvoll zugewandt ist. Unsere interdisziplinäre Zusammenarbeit und der Teamgeist unter uns Kolleginnen ist – laut Leitbildern – kreativ, innovativ, entwicklungsfreudig, wertschätzend, kollegial, fair, loyal und werteorientiert. Insgesamt sind unsere Umgangsformen in alle Richtungen schlichtweg »beglückend«. (Wow!)

- Wir gestalten unsere berufliche Zusammenarbeit im Team zum Wohle der Patienten.
- Wir sprechen miteinander – und wir hören einander zu.
- Wir geben unsere Erfahrungen weiter und sorgen dafür, dass alle Kollegen gut eingearbeitet und Auszubildende qualifiziert angeleitet werden.
- Sie haben das Gespür für das richtige Maß und die richtige Zeit, fördern und fordern, ohne zu überfordern, mit einer besonderen Fürsorgepflicht gegenüber den schwächeren Mitarbeitern.
- Sie sprechen Mängel offen und rechtzeitig an und haben den Mut zu Konsequenzen.
- Wir fördern durch Offenheit und Transparenz eine konstruktive und zielorientierte Kommunikation und Kooperation. Unterschiedliche Sichtweisen sind bei uns erwünscht.
- Wir verhalten uns vertrauenswürdig, offen und authentisch.
- Durch eine offene und ehrliche Kommunikationskultur entsteht eine gegenseitige Unterstützung und ein Geben und Nehmen in allen Bereichen.
- Offenheit und Ehrlichkeit, Vertrauen und Wertschätzung, Verständnis und Hilfsbereitschaft, Achtsamkeit und Respekt prägen unser Miteinander.

1.1.2 Anforderungsprofil des Pflegeberufs

Definition von Pflege des International Council of Nurses (ICN):

> »Die Pflege schließt die Förderung der Gesundheit, Verhütung von Krankheiten und die Versorgung und Betreuung kranker, behinderter und sterbender Menschen ein. *Weitere Schlüsselaufgaben der Pflege sind Wahrnehmung der Interessen und Bedürfnisse, Förderung einer sicheren Umgebung*, Forschung, Mitwirkung in der Gestaltung der Gesundheitspolitik sowie im Management des Gesundheitswesens und in der Bildung.«
> (ICN 2014, Übersetzung und Hervorhebung durch Autorin)

1.1.3 Patienten, Senioren und deren Angehörige

Patienten, Senioren und deren Angehörige erwarten rund um die Uhr kompetente und individuelle Pflege. Dabei sollten wir stets freundlich, höflich und einfühlsam sein. Sie brauchen Orientierung und Vertrauen, fordern ausnahmslose Menschlichkeit, fachliche Sicherheit und gleichermaßen hohe persönliche Aufmerksamkeit. Unter Serviceorientierung verstehen sie insbesondere die individuelle Betreuung, höfliche, respektvolle und wertschätzende Umgangsformen in Worten und Taten. Sie spiegeln einen selbstbewussten, gebildeten und anspruchsvollen Zeitgeist wider.

1.1.4 Marketing und Qualitätsorientierung

Neben den fachlich-methodischen Kompetenzen spielen die Symbole »Herz«, »Mensch«, »Würde« und »Freundlichkeit« eine vorrangige Rolle in der Außendarstellung. Webseiten, Anzeigen, Stellenanzeigen, Presseveröffentlichungen, Flyer, Rundfunk und Fernsehen bedienen sich, wann immer möglich »der Menschlichkeit« (im Denken, Sprechen und Handeln der Pflegekräfte).

1.1.5 Signalkraft aus der Fachliteratur

Das Berufsfeld »Pflege« beschreibt eine von Kommunikation durchdrungene interaktive Tätigkeit. Menschen (Pflegende) arbeiten mit Menschen in differenzierten Lebensphasen und Arbeitsaufträgen:

- Frühgeborene und Säuglinge
- Kinder
- Jugendliche
- Menschen mit Behinderung
- alte Menschen
- kranke Menschen
- hilfe- und pflegebedürftige Menschen
- sterbende Menschen
- Angehörige
- Kolleginnen (disziplinär und interdisziplinär)
- Vorgesetzte (verschiedener Hierarchiestufen)
- Mitarbeiterinnen
- Schülerinnen und Praktikantinnen
- Besucherinnen, Gäste
- Kooperationspartnerinnen, Lieferanten
- Ansprechpartner an/in Berufsfachschulen, Öffentlichkeitsarbeit, Studiengängen

Im pflegerischen Kontext haben Pflegekräfte mittels verbaler und nonverbaler Kommunikation die berufliche Aufgabe zur:

- Aufklärung
- Anleitung
- Information
- Beratung
- Motivation
- Begleitung

Zusätzlich emotionale Unterstützung zu geben, in Aspekten, wie:

- Trost und Seelsorge
- Ermutigung
- Schlichtung und Mediation
- Vertrauen
- Beruhigung
- Menschlichkeit
- Geduld
- Empathie
- Sicherheit und Orientierung
- Versöhnung

Folglich wird, um als Pflegende selbst gesund zu bleiben, seit vielen Jahren in der Fachliteratur angeraten, folgende Schlüsselkompetenzen für den Beruf bereits mitzubringen oder sich diese anzueignen (vgl. Kristel 1998, S. 179).

Selbstkompetenz

»Auseinandersetzung mit der eigenen Person, der eigenen Grundhaltung und der persönlichen Berufsauffassung« (Kristel 1998, S. 179).

»Reflexionsfähigkeit

- Das eigene Handeln und Verhalten beurteilen,
- Grenzen und Probleme erkennen und damit umgehen,
- Kritik anhören, Konsequenzen ableiten« (Kristel 1998, S. 179).

»Leistungsbereitschaft

- Zuverlässigkeit, Sorgfalt
- Initiative, Engagement
- Ausdauer, ausgewogene Arbeitsleistung
- Belastungsfähigkeit« (Kristel 1998, S. 179)

Sozialkompetenz

»Beziehungsfähigkeit

- Beziehungen aufnehmen, aufbauen, erhalten, aushalten und lösen
- Wertschätzung und Verständnis gegenüber anderen ausdrücken« (Kristel 1998, S. 179)

»Kommunikations-/Konfliktfähigkeit

- Differenzierte, verständliche und situationsgerechte Ausdrucksweise
- Fähigkeit, gezielt nonverbal zu kommunizieren
- Bereitschaft, Konflikte anzugehen, zu lösen oder auszuhalten
- Anerkennung und Kritik situationsgerecht anbringen« (Kristel 1998, S. 179)

»Team-/Integrationsfähigkeit

- Fähigkeit zur Zusammenarbeit: Konsensbereitschaft, Loyalität, Solidarität,
- Persönlichkeit einbringen,
- Konstruktives Arbeiten an gemeinsamen Zielsetzungen« (Kristel 1998, S. 179).

»Verantwortlichkeit

- Verantwortung gegenüber Umfeld,
- Verantwortung gegenüber Umwelt« (Kristel 1998, S. 179).

Zusammenfassend ist dies ein sehr hohes Anforderungsprofil an die Kommunikationsfähigkeiten der Berufsgruppe Pflege. So viel erwartete Kompetenz will erlernt und geübt sein und braucht regelmäßige fachliche Reflexion. Fälschlicherweise wird oft angenommen, dass eine gute Erziehung, der gesunde Menschenverstand oder das eigene Wertesystem diese Fähigkeiten bereits trainiert und im Kommunikationsverhalten Pflegender integriert hat. Diese Annahme ist ein grundlegender Irrglaube und eine Täuschung. Wenn es so einfach wäre, hätten wir nicht die vielen Beschwerdestellen, Missverständnisse und emotionalen Erschöpfungszustände. Wissen heißt noch nicht Können. Können entsteht durch Tun und reflektiertes Üben. Erkenntnis und Training aktiviert Kompetenzen auch und gerade in stressorientierten Arbeitssituationen. So kann Fachkompetenz entstehen, vertieft und stabilisiert werden.

»Kompetenz, etym. kompetent = zuständig, maßgebend, befugt.«
(Duden 2014, S. 469)

1.2 Anspruch und Wirklichkeit

Das theoretische Wissen steht zur Verfügung, die Umsetzung in Stresssituationen ist jedoch eine große Herausforderung. Die Wahrheit ist, dass der Spagat zwischen Anspruch und Wirklichkeit immer größer wird. Pflegende haben die hochkomplexe Aufgabe, völlig voneinander abweichende Welten miteinander in Kontakt zu halten oder zu bringen. Die Zeitressourcen dafür sind mehr als knapp, es gibt wenig Spielraum für Überlegungen. Es gilt, die Bedeutungswelten der Beteiligten und Betroffenen mit Respekt zu erkunden und dann zu entscheiden, welches Wort, welche Geste, welche Emotion die Brücke zwischen den Welten baut. Darin liegt das Potenzial gesparter Zeit, geschonter Nerven und eines respektvollen Grundtons.

1.2.1 Die Welt des Patienten, der Senioren und deren Angehörigen

Patienten, Senioren und deren Angehörige erleben eine Welt der Sorge, der Angst und der Schmerzen. In Abhängigkeit, die Kontrolle verlierend geben sie sich in die Hände eines »Systems«, dem Gesundheitswesen. In der Klinik oder in der Pflegeeinrichtung angekommen, sind sie unfassbar vielen Reizen ausgesetzt:

- die Untersuchung, die Diagnose, die Operation, die eigene Vergänglichkeit – den möglichen Tod vor Augen
- ausgeliefert sein, Scham, auf Menschlichkeit hoffend
- fremde Rituale
- fremde Gerüche
- fremde Geräusche
- fremde Räume
- fremde Worte
- fremde Menschen
- widersprüchliche Aussagen
- fremde Hände
- fremde Blicke
- Aufforderungen
- Entscheidungen werden abgenommen
- Ungewissheit
- unbestimmte Wartezeiten
- keine/geringe Privatsphäre
- zu wenig Informationen
- zu viele Informationen

Die Wahrnehmung der Menschen ist durch die Stressorientierung eingeengt. Logisches Denken, konzentriertes Hören lösen sich auf. Angst beherrscht das Erleben. Angst hat viele Gesichter, lässt sich in bedrohlich wahrgenommenen Situationen kaum kontrollieren und drückt sich in verbalem und nonverbalem Verhalten aus (vgl. Mantz 2016, S. 25):

- weinen
- zittern
- schimpfen
- kämpfen
- beschuldigen
- spotten
- zynisch sein
- bitten
- ungeduldig sein
- lügen
- wütend

- laut werden
- schweigen
- kritisch sein
- misstrauisch sein
- verachtend sein
- arrogant sein
- traurig sein
- hilflos sein
- klagend sein
- verurteilend sein

Sie sind aufgrund ihrer momentanen Situation und/oder Lebenssituation mit Körper, Geist und Seele auf Sprachsensibilität und Dialogkompetenz von Ärzten, Pflegenden und Therapeuten angewiesen:

- auf eine Sprache der Gesundheit und Heilung
- auf eine Sprache der Empathie und Nachsicht
- auf eine Sprache der Lebensfreude und Zuversicht
- auf eine Sprache des Vertrauens und der Menschlichkeit
- auf eine Sprache der Würde und des Sterbens
- auf eine Sprache der Toleranz und Wertschätzung
- auf eine Sprache der Klarheit und Sicherheit

Sprachen setzen sich aus Worten, Gesten und facettenreichen Symbolen zusammen. Sie verbinden oder trennen Menschen voneinander. Emotionen spielen dabei stets eine große Rolle. Sprachen, die Gesundheit, Empathie, Lebensfreude oder Würde hervorbringen sollen, bedienen sich den entsprechenden Worten, Symbolen und Botschaften. Die oben benannten Sprachen bergen in sich einen reichen, lebendigen Wortschatz und eine empathische, kongruente Grundhaltung in der Kommunikation. Ihr folgt eine dem Patienten/Senior zugewandte Körpersprache: Blicke, Gesten und Stimmungen, die Bilder und Gefühle im Menschen aktivieren, die wirksam heilende Impulse geben können. Diese Sprachen nutzen Pflegende dann, wenn sie sich ihrer beruflichen Rolle und der dazugehörigen Verantwortung bewusst sind und die Bereitschaft da ist, dem Patienten, Senior und/oder Angehörigen als kompetenter und standfester Ansprechpartner zur Verfügung zu stehen, auch wenn die Situationen belastend oder emotional ausufernd sind. Dieser Bewusstheit liegt eine bejahende und dem Menschen zugewandte, wertschätzende innere Haltung zugrunde.

1.2.2 Die Welt der Pflege, der Institution und der Funktion

»So viel Wortmüll war nie.«
(Zegelin/Sitzmann 2006)

Die Sprachen der im Gesundheitswesen tätigen Berufsgruppen haben derzeit noch eine sehr spezielle und für Außenstehende befremdliche Qualität:

- die Sprache der Krankheiten
- die Sprache der Verletzungen
- die Sprache der Diagnostik
- die Sprache der Therapie
- die Sprache der Problemorientierung
- die Sprache der Fälle
- die Sprache der Organisationsabläufe und Funktionen
- die Sprache der Kritik und des Beschwerdemanagements
- die Sprache der Qualität und Standards
- die Sprache der Wissenschaft und vieler Abkürzungen

Diese Sprachen bergen in sich zwar ein komplexes fachliches Wissen, bedienen sich jedoch eher eines reduzierten Wortschatzes, mehrdeutigen, dem Menschen fernen Sprachbildern und verbreiten eine vielfach kühle, sachlich orientierte Atmosphäre. Hinzu kommen kommunikative Aspekte, die die Gesamtsituation zusätzlich belasten und Pflegende selbst gesundheitlich schwächen:

- die Sprachen der Hierarchien
- die Sprachen der Stress- und Angstorientierung

- die Sprachen der Erschöpfung und Überforderung
- die Sprachen der Konkurrenz und Rivalität
- die Sprachen der Ironie, des Zynismus und der Fremdbestimmung

Die innewohnenden Bilder dieser Sprachen aktivieren in allen am Pflegeprozess Beteiligten tendenzielle Verunsicherung, Ängste und Kampfgeist. Eine gefühlt menschenlose Kommunikation, begrenzt auf Nötiges, auf einzelne Körperteile oder auf Tätigkeiten und Abhandlungen. Berufsgruppenübergreifend und auch kollegial pulsiert in Pflegeteams ein wenig freundlicher Umgangston, den viele Pflegende zwar nicht unbedingt gut finden, sich jedoch irgendwie damit arrangieren und zu selten selbstkritisch reflektieren. Viele Pflegende leiden und resignieren unter fehlender Wärme und Herzlichkeit im Miteinander. Das »Machen« und »Funktionieren« scheint die Oberhand zu haben. Hilflosigkeit und Überforderung schwimmen mit und fördern eine für alle Beteiligten kraft- und kompetenzmindernde Gesprächs- und Umgangskultur. Das Vertrauen im Außen (Umfeld) sinkt, die Kritik und das Anspruchsverhalten steigen an.

2 Sensibilisierung

2.1 Noch vorherrschende Sprachmuster des Gesundheitswesens

Dieses Kapitel gibt Einblick in derzeit vorherrschende und kräftezehrende Sprachmuster unseres Pflegealltags. Wie Dominosteine fügt sich ein Schlüsselthema an ein weiteres an und setzt kraftzehrende Impulskräfte frei. Dahinter stehen selten bewusste Absichten, was jedoch keine Fachkraft von der Verantwortung und von der Auswirkung der eigenen Kommunikation befreit: Vorsicht ansteckend! Durch eine geringe selbstkritische Reflexion der Umgangs- und Kommunikationsformen wiederholen sich die Sprachmuster fortlaufend. Ein weitestgehend unbewusst aktiver Kreislauf, der das Klima vergiftet und Handlungsqualitäten mindert. Zunächst ist es wichtig zu erkennen, wie, wo und wann sie sich in der Kommunikation zeigen, welchen Ausdruck sie haben und wie sie auf Mensch und Umfeld wirken. Die auslösenden Schlüsselworte sind in der täglichen Umgangsform und -sprache (Schlüsselsätze) enthalten. Einmal entdeckt, ist es gut möglich, ausgleichenden Einfluss zu nehmen, denn Bewusstheit eröffnet Handlungsräume.

2.1.1 Druck und Stress im Denken und Reden

Schlüsselworte

müssen, schnell, Problem, Stress

Schlüsselsätze

- Ich *muss* noch Frau Seidel duschen.
- Ich *muss schnell* noch zur Besprechung.
- Sie *müssen* mehr trinken.
- Das ist doch kein *Problem*, Herr Walter.
- Wir *müssen* Übergabe machen.
- Du *musst* bei Visite mitgehen.
- Fabian macht wieder *Stress*.
- Darüber *müssen* wir nochmal sprechen.
- Sie *müssen* sich das nochmal in Ruhe überlegen.

Unmittelbare, meist unbewusste, jedoch starke Wirkungen auf Sprecher und Umfeld

Diese Worte aktivieren, provozieren und verstärken Stressoren im Innern und im Außen. Gefühle, Gedanken, sprachlicher Ausdruck und Handlungen aller Beteiligten verlieren sich in Hektik, Gereiztheit und Druck. Der eigene Körper reagiert mit erhöhtem Puls, Blutdruck und Muskelanspannungen. Weitere psychosomatische Ereignisse werden negativ beeinflusst.

Weitere Auswirkungen

Fremdbestimmung, Opfer, macht schlechte Laune, macht Druck, weckt Trotz, löst innere Stressmuster aus. Problemorientierung, erschöpft, nimmt Freude und Kreativität, verengt die Wahrnehmung, verbreitet Hektik, wirkt inkompetent.

Sprachvarianten:
»Müssen« ist ein Modalverb der deutschen Sprache. Oft genutzt, jedoch selten kritisch auf Tauglichkeit geprüft, schleicht es sich in Hunderte von täglich gedachten und gesprochenen Sätzen. Es lohnt sich, ein paar Ausdrucksvarianten zu testen. Zur Verfügung steht Ihnen eine ganze Reihe von weiteren Modalverben:

- sollen
- können
- wollen
- mögen, möchten
- dürfen

Jedes Modalverb »moduliert« die Aussage/Botschaft im Satz auf eigene Weise. An Beispielsätzen wird dies deutlich. Bitte lesen Sie aufmerksam und prüfen Sie die in Ihnen aufsteigenden Stimmungsbilder:

- Ich *muss schnell* noch zur Besprechung. (fremdbestimmt, keine Lust)
- Ich *soll schnell* noch zur Besprechung. (fremdbestimmt, wird geschickt)
- Ich *kann schnell* noch zur Besprechung. (selbstbestimmt, wenn die Möglichkeit besteht)
- Ich *will (schnell)* noch zur Besprechung. (selbstbestimmt, sieht Sinn darin)
- Ich *möchte (schnell)* noch zur Besprechung. (selbstbestimmt, ein Wunsch!)
- Ich *darf (schnell)* noch zur Besprechung. (selbstbestimmt, hat die Erlaubnis, freut sich auch)

oder ganz einfach: ohne Modalverb:

- Ich *gehe (schnell)* noch zur Besprechung. (selbstbestimmt, geht einfach)

Verabschieden Sie sich bitte von dem Bild, dass alle Besprechungen schrecklich und unnötig sind. Wenn alle Beteiligten kommen »müssen«, ist es allerdings für alle auch entsprechend anstrengend und belastend. Wenn Sie selbst Besprechungen organisieren, freuen Sie sich sicher, wenn manche Mitarbeiterinnen und Kollegen auch kommen wollen. Schüler und Neulinge *dürfen* ja noch so manches, examinierte Fachkräfte streichen dieses Wort – zum eigenen großen Nachteil – nach bestandener Prüfung vollständig aus dem täglichen Sprachgebrauch. Es lohnt, die sehr differenzierten Wirkungen im Innenleben und im Umfeld zu erleben. Wählen Sie einfach neu und vor allem, wählen Sie selbst!

Sprachvarianten:

- ✓ Ich gehe Frau Seidel duschen.
- ✓ Ich gehe noch zur Besprechung.
- ✓ Es ist gut für Sie, wenn Sie viel trinken. Das gibt Ihnen Kraft!
- ✓ Das geht in Ordnung, Herr Walter.
- ✓ Lasst uns Übergabe machen.
- ✓ Du gehst heute bei der Visite mit.
- ✓ Fabian ist verärgert.
- ✓ Das Thema werden wir nochmal besprechen.
- ✓ Es ist wichtig, dass Sie sich das nochmal in Ruhe überlegen.

2.1.2 Keine Zeit

Schlüsselworte

- Ich komme *gleich* nach.
- Bin *gleich* wieder da.
- Ich gehe nur *schnell* an das Telefon.
- Einen *Moment* noch.
- Einen *Augenblick* bitte.
- Hast du einen Augenblick?
- Nur eine Sekunde, ja?
- Können Sie bitte *später* anrufen?
- Ich mache das schnell fertig.
- Das musst du *irgendwann später* machen.

Unmittelbare, meist unbewusste, jedoch starke Wirkungen auf Sprecher und Umfeld

Die Menschen fühlen sich nicht ernst genommen und getrieben. Je enger die Zeitkorridore und je größer die emotionalen und tatsächlichen Abhängigkeiten, umso wesentlicher ist ein eindeutiges und Orientierung gebendes Sprechen. Die genannten Schlüsselworte verbinden sich sehr oft mit den druck- und stressauslösenden Wortmustern. Ein nicht beabsichtigter Dominoeffekt entsteht!

Weitere Auswirkungen

Irritierend, widersprüchlich, wirkt willkürlich, wenig wertschätzend, oberflächlich, floskelhaft, nicht ernst gemeint, unglaubwürdig, Ärger auslösend, Ungeduld fördernd!

Sprachvarianten:

- ✓ Ich bin in zehn Minuten bei Ihnen.
- ✓ Ich gebe eine Information weiter und komme dann wieder.
- ✓ Ich telefoniere noch und bin dann ganz Ohr.
- ✓ Einen Moment noch.
- ✓ Einen Augenblick bitte.
- ✓ Hast du Zeit für mich, ich habe eine Frage?
- ✓ Bitte warten Sie, bis ich meine Notiz gemacht habe.
- ✓ Können Sie bitte nach 10:00 Uhr anrufen?
- ✓ Ich dokumentiere jetzt.
- ✓ Bitte rufe Frau Weber nach 14:00 Uhr an.

2.1.3 Gesunde oder kranke Sprache?

Schlüsselworte und Wortfelder

menschliche Organe und Körperteile, Krankheiten, Unfälle und Verletzungen, schmerzvolle Bilder, Diagnosen

Schlüsselsätze

- den Kopf zerbrechen
- ein Bein ausreißen
- auf dem Magen liegen
- das Herz brechen
- wahnsinnig werden
- durchdrehen
- verrückt werden
- nur zwei Hände haben
- die Nase voll und einen dicken Hals haben

Unmittelbare, meist unbewusste, jedoch starke Wirkungen auf Sprecher und Umfeld

Negative innere Bilder aktivieren belastende körperliche Reaktionen und Empfindungen im Menschen. Der dazugehörige – meist nicht ernst gemeinte – Wortgebrauch trägt die Bilder in das Umfeld, »steckt andere an« und beschreibt lediglich das Problem.

Weitere Auswirkungen

Mehrdeutig, kränkend, erschöpfend, bemitleidenswert, problemorientiert, nicht ernst gemeint, zynisch, ironisch, stressorientiert, wenig kompetent, hilflos.

Pathologische Wortbilder in der Praxissprache des Gesundheitswesens wirken grotesk. Selten so gemeint, mindern sie erheblich die gefühlte Kompetenz der Sprecherin. Die Ironie in den doppeldeutigen Aussagen hilft selten weiter und fördert eher ein Reden »um den heißen Brei herum«.

Sprachvarianten:

- ✓ Ich mache mir viele Gedanken und komme einfach auf keine Lösung.
- ✓ Ich gebe viel und kaum jemand sieht das.
- ✓ Das beschäftigt mich sehr, ich denke viel daran.
- ✓ Die Aussage hat wehgetan.
- ✓ Das wird mir zu viel!
- ✓ Ich verliere den Überblick.
- ✓ Ich brauche mehr Abstand/Distanz.
- ✓ Ich mache eines nach dem anderen.
- ✓ Es reicht, mehr schaffe ich nicht.

2.1.4 Menschlich oder menschenlos?

Schlüsselworte und Wortfelder

Handlungen, Diagnosen, Zimmernummern, namenlos und das Wörtchen »man«

Schlüsselsätze

- Holst du die Wassergeburt aus dem Kreißsaal?
- Ich mache Labor.
- Das Röntgen hat angerufen.
- Die Verwaltung drängelt.
- Die Küche hat sich wieder beschwert.

- Wer macht den Toilettengang?
- Ich geh' auf Glocke.
- Der Transport ist unterwegs.
- Sind Sie der Blinddarm?
- Gerlinde macht Zucker.

Unmittelbare, meist unbewusste, jedoch starke Wirkungen auf Sprecher und Umfeld

Die fehlende Menschlichkeit fördert das Gefühl von Verlorenheit und ausgeliefert sein. Misstrauen kommt auf und stellt die Glaubwürdigkeit des Fachpersonals in Frage. Der fremde Sprachgebrauch löst zusätzliche Ängste aus.

Weitere Auswirkungen

Routiniert, nüchtern, herzlos, fallorientiert, unmenschlich, oberflächlich, kalt, Abfertigung, anspruchsarm.

Fehlt der Mensch im Denken, fehlen auch die Bilder für den Menschen. Die Sinnhaftigkeit des Berufsbildes geht verloren. Es stimmt nicht, dass wir *nie* Zeit für Menschen haben, sie geht einfach an uns vorüber, ohne dass wir es merken. Machen Sie jede Minute *mit* Patienten und Bewohnern zu kostbaren Momenten der Begegnung.

Sprachvarianten:

- ✓ Holst du das Neugeborene aus dem Kreißsaal?
- ✓ Ich nehme bei Frau Weber Blut ab.
- ✓ Die Kollegin vom Röntgen hat angerufen.
- ✓ Die Kolleginnen aus der Verwaltung warten auf deinen Rückruf.
- ✓ Sabine aus der Küche hat nochmal Rückmeldung gegeben.
- ✓ Wer begleitet die Bewohner zur Toilette?

- ✓ Ich schaue, wer klingelt.
- ✓ Mario vom Patientenbegleitservice ist unterwegs.
- ✓ Nennen Sie mir bitte Ihren Namen?
- ✓ Gerlinde ist bei Herrn Kurz und kontrolliert die Blutzuckerwerte

2.1.5 Eindeutig oder vielsagend?

Schlüsselworte

eigentlich, vielleicht, mal, halt, eben

Schlüsselsätze

- Herrn Webers Tochter ist *eigentlich* ganz nett.
- Vielleicht fragen Sie mal nach.
- *Eigentlich* muss der Arzt das wissen.
- Da müssen Sie sich *mal* einigen.
- *Eigentlich* gibt es da selten Probleme.
- Können wir da *mal* eine Lösung finden?
- Ich frage *mal* nach.
- Das hat mir *eigentlich* noch niemand erklärt.
- Das tut *eigentlich* nicht weh.

Unmittelbare, meist unbewusste, jedoch starke Wirkungen auf Sprecher und Umfeld

Füllworte bieten in Aussagen einen hohen Interpretationsspielraum und schaffen so Verwirrung und Missverständnisse. In Stresssituationen verstärken sie angstorientierte Stimmungsbilder. Widersprüchliche und mehrdeutige Aussagen kosten alle Beteiligten Zeit, Kraft und Nerven.

Weitere Auswirkungen

Weckt Misstrauen und Zweifel, verwirrend, Orientierungslosigkeit, Hilflosigkeit, wenig kompetent, löst Fragezeichen aus, macht Abhängigkeiten deutlich, fehlende Klarheit, oberflächlich, wenig verantwortungsbewusst.

> Eindeutigkeit im Ausdruck schenkt Klarheit und Zeit! Sie wecken seltener den »Rebellen« im Gesprächspartner, sondern eher den »Freund«.

Sprachvarianten:

- ✓ Herr Webers Tochter ist sehr nett.
- ✓ Sprechen Sie Dr. Kern einfach nochmal an.
- ✓ Das weiß sicher Frau Dr. Peters.
- ✓ Bitte entscheiden Sie sich für eine gemeinsame Lösung.
- ✓ Das geht in der Regel sehr gut.
- ✓ Lasst uns dazu bitte heute eine Lösung finden.
- ✓ Ich frage nach und gebe dann Rückmeldung.
- ✓ Das hat mir noch niemand erklärt.
- ✓ Das werden Sie kaum spüren.

2.1.6 Problemorientiert oder lösungsorientiert?

Schlüsselworte

nicht, kein, Worte mit der Vorsilbe un-

Schlüsselsätze

- Das ist eigentlich *un*gefährlich.
- Ich will dich *nicht* überreden, aber ...

- *Nicht*, dass ich Ihnen das *nicht* zutrauen würde, ….
- *Nicht*, dass Sie denken, dass ich das *nicht* wichtig finde …
- Rufe bitte gleich zurück, damit sie sich *nicht* beschwert.
- Ich bin *nicht* nachtragend.
- Das ist *ganz* unkompliziert.
- Das kann ich Ihnen *nicht* sagen.
- Das ist gar *kein* Problem.

Unmittelbare, meist unbewusste, jedoch starke Wirkungen auf Sprecher und Umfeld

Ein problemorientiertes Denken und Sprechen aktiviert ein problemorientiertes Handeln. Die Worte, Bilder und Emotionen lenken den Geist und die Aufmerksamkeit in das »Problem« und bringen genau das hervor, was *nicht* gewünscht ist.

Weitere Auswirkungen

Weckt Widerstand, aktiviert den Kampfgeist und Schutzinstinkt, lenkt den Blick und die Emotionen auf die Gefahr, angstauslösend, anstrengend, nervenbelastend, Ablehnung, Rechtfertigung, Missverständnisse, Ratlosigkeit, Überforderung.

> Lenken Sie den Blick, den Gedanken und die inneren Bilder in die Lösung, in das, was gut und richtig ist. Es öffnet Herz und Verstand für kreative, individuelle und kompetente Impulse. Geduld, Motivation und Eigenverantwortung steigen im Menschen an.

Sprachvarianten:

- ✓ Damit haben wir sehr gute Erfahrungen.
- ✓ Ich habe einen Tipp für dich, willst du ihn hören?
- ✓ Ich bin sicher, dass Sie das schaffen.
- ✓ Das interessiert mich.

- ✓ Rufe bitte gleich zurück, dann freut sie sich.
- ✓ Ich bin sehr versöhnlich.
- ✓ Das ist *ganz einfach*.
- ✓ Ich frage direkt bei der Kollegin nach.
- ✓ Das geht in Ordnung.

2.1.7 Gewaltig oder friedliebend?

Worte des Krieges und der Gewalt lenken den Geist in die Bilder des Krieges und der Gewalt. Worte können unbewusste Sprachmusterkoppelungen mit den verbundenen Gefühlen aktivieren (siehe Kasten). Für Menschen, die Kriegserlebnisse gespeichert haben, sind diese Worte alles andere als heilsam oder beruhigend. Im allgemeinen Sprachgebrauch fördern diese Wortfelder eine Verarmung des Wortschatzes und die Aktivierung von tendenziell groben und schmerzerfüllten Bildern.

> »Positive Sprachmusterkoppelungen lösen positive Gefühle, schmerzliche Sprachmusterkoppelungen lösen negative Gefühle aus. Negative Sprachmusterkoppelungen lösen schmerzliche Gefühle und unbewusste Prozesse aus, die – vermittelt über neurochemische Transmitter wie Adrenalin und Kortisol – Stress-, Angst-, Bedrohungs- und gesundheitsstörende Effekte bewirken.«
>
> (Fleischhut 2012, S. 150)

Schlüsselworte

Alle Worte eines kriegerischen Wortfeldes und gewaltvolle Redewendungen.

Schlüsselsätze

- Ich arbeite an der *Front*.
- Das *schlägt* ein wie eine *Bombe*.
- Den *Spieß umdrehen*.

- Ich krieg' die Krise.
- *Schlag‹* mich tot, ich weiß es nicht.
- Mich rüsten oder entrüsten.
- Auf in den *Kampf*.
- Ich *gebe* mir die *Kugel*.
- Wir sind eine gute *Truppe*.

Unmittelbare, meist unbewusste, jedoch starke Wirkungen auf Sprecher und Umfeld

Lenkt den Geist und das Gemüt in mehrdeutige und grobe Sprachbilder. Sie aktivieren im unbewussten Sprachmuster weiter kräftezehrende Worte und Redewendungen (▶ Kap. 2) und fördern einen verarmten, reduzierten und doppeldeutigen Wortschatz.

Weitere Auswirkungen

Grob, oberflächlich, kalt, wenig sensibel, angstfördernd, problemorientiert, unmenschlich.

> Sprachvarianten:
> Die Autorin verzichtet an dieser Stelle auf Satzvarianten. Aus ihrer Sicht haben diese Gedankenmuster im Gesundheitswesen keinen angemessenen Platz. Die Sätze werden sozusagen ersatzlos gestrichen.

Die Sprache des Krieges kann insbesondere für alte und sehr alte Menschen belastende Erinnerungen aus den Kriegsjahren wachrufen. Auch heute sind immer wieder Menschen in unserem Umfeld, die die Schrecken des Krieges in Krisengebieten der heutigen Zeit erleben mussten.

2.1.8 Teamgeist oder Rivalität?

Schlüsselworte und Wortfeld

Aber, trotzdem, weil, über, wieder, immer, nie, Fäkalsprache, Schimpfworte, namenlos.

Schlüsselsätze

- Ich will ja nichts sagen, aber das ist typisch Marina.
- Das hat wieder mal die Frühschicht verbockt.
- Oh Mann, die nervt echt.
- Wo drückt sich Sven wieder mal rum?
- Immer das gleiche mit dem.

Unmittelbare, meist unbewusste, jedoch starke Wirkungen auf Sprecher und Umfeld

Abwertendes Sprechen übereinander (Lästereien), Rechtfertigungen und Rechthaberei schwächen alle Beteiligten und fördern Verletzlichkeit und Kränkungen. Kompetenzen und Kraft gehen verloren. Ironie und Zynismus fördert Irritation und Misstrauen. Die gefühlte Belastung steigt an. Kollegen verbünden sich tendenziell im Leid und blockieren damit Lösungsorientierung und Teamentwicklung. Einzelkämpfer und Grüppchenbildung bekunden eine geringe Teamreife und mindern die Pflegequalität erheblich.

Weitere Auswirkungen: Trotzig, neidisch, feindselig, abwertend, arrogant, beleidigend, kämpferisch, ausgrenzend, problemorientiert, inkompetent, eifersüchtig.

Sprachvarianten:
Die Autorin verzichtet an dieser Stelle auf Satzvarianten. Die zugrundeliegende Haltung der benannten Beispielsätze fordert von den Sprechenden zunächst eine selbstkritische Reflexion in Bezug auf:

- Rollenverständnis,
- Verantwortungsbewusstsein,
- Selbstwert,
- grundsätzliche Bereitschaft zur Zusammenarbeit im disziplinären und interdisziplinären Team.

Nur Worte zu tauschen bedeutet ein »schönreden«. Sprachkompetenz und humane Gesprächskultur fordern jedoch eine entsprechende Grundhaltung vom Sprechenden.

2.1.9 Floskelhaftes Reden

Schlüsselworte

Entschuldigung, stören, kümmern, sorgen, es tut mir leid.

Schlüsselsätze

- Entschuldigung, darf ich Sie was fragen?
- Ich kümmere mich gleich um Sie.
- Sie machen uns Sorgen, Frau Weber.
- Es tut mir leid, Herr Schmidt.

Unmittelbare, meist unbewusste, jedoch starke Wirkungen auf Sprecher und Umfeld

Diese Sätze stammen aus den Erziehungsmustern unserer Eltern und dem caritativen Grundgedanken des Berufsbildes. Meist sind es floskelhaft verwendete Aussagen. Die Klarheit fehlt und das Gefühl von Rechtfertigung steigt an. Wechseln Sie einfach hin und wieder ab und beobachten Sie sich und die Reaktionen im Umfeld.

> Jede aufgezeigte Satzvariante ist eine weitere Möglichkeit, das Gemeinte neu zu formulieren. Es gibt viele weitere Varianten. Fühlen Sie sich eingeladen, immer wieder neue Nuancen zu entdecken – auf Ihre Weise – in Ihrem Dialekt – auf der Basis Ihres Anspruchs, ein kompetenter Ansprechpartner zu sein.

Sprachvarianten:

- ✓ Guten Morgen, darf ich Sie etwas fragen?
- ✓ In 10 Minuten bin ich für Sie da.
- ✓ Wir haben uns zu Ihrem Befinden ausführlich miteinander beraten, Frau Weber.
- ✓ Ich bedaure das sehr, Herr Schmidt.

2.2 Ansteckende Hektik

Wenn die Menschen nur über das sprächen, was sie begreifen, dann würde es sehr still auf der Welt sein.
(Albert Einstein)

Es ist mit relativ wenig Aufwand möglich, sich durch eigenes kommunikatives Verhalten dauerhaft Stress und Ärger im beruflichen Kontext einzuhandeln. Wenn Sie diese Anleitung interessiert, lesen Sie einfach weiter. Beachten Sie einfach nachfolgende Wegweisungen.

Lassen Sie sich von der allgemeinen Hektik anstecken und nutzen Sie diese Kräfte für Ihr Kommunikationsverhalten

- Sprechen Sie grundsätzlich zu viel.
- Sprechen Sie laut.

- Sprechen Sie wenn möglich in hoher Stimmlage, das reizt das Nervensystem.
- Sprechen Sie schnell; möglichst so schnell, dass Ihnen kaum jemand folgen kann.
- Sprechen Sie oft im Laufen, im Gehen oder während Sie mit etwas anderem beschäftigt sind, das lässt Sie fahrig und hektisch wirken.
- Schauen Sie überall hin, nur nicht Ihrem Gesprächspartner in die Augen, das wirkt oberflächlich, unsicher oder arrogant.
- Unterbrechen Sie Ihren Dialogpartner, sobald Sie ahnen, was er sagen will, damit wirken Sie richtig unfreundlich und gestresst.
- Vermeiden Sie Namen, das wirkt unpersönlich wenig wertschätzend.
- Bleiben Sie in Ihren Antworten oberflächlich oder vage, dadurch fühlt sich keiner von Ihnen ernst genommen.
- Fühlen Sie sich nicht angesprochen, wenn Sie angesprochen werden.
- Grüßen Sie nicht oder nur flüchtig, das macht Sie »wichtig«.
- Hören Sie oft weg, dadurch wirken Sie sehr beschäftigt.
- Reden Sie um den heißen Brei herum, so aktivieren Sie in andere Menschen provokantes »Kopfkino«.
- Runzeln Sie mit der Stirn, heben Sie die Augenbraue oder atmen Sie laut durch, sagen Sie nichts! Das wirkt vielsagend.
- Mit den Fingern trommeln, dem Fuß wippen und mehrfach auf die Uhr sehen, das wirkt durchaus arrogant.
- Sprechen Sie schlecht über Kollegen und Vorgesetzte, so machen Sie Ihre Opferrolle transparent und bekommen möglicherweise Aufmerksamkeit.
- Biegen Sie oft spontan auf Ihrem Weg links ab, wenn »schwierige« Menschen auf Sie zukommen. Damit fördern Sie Ihr Empfinden, dass Ihr Beruf kaum noch zu ertragen ist.
- Schauen Sie sehr ernst und angespannt. Damit ernten Sie Mitleid.
- Pflegen Sie ein gutes Repertoire an Ausreden, das verstärkt Ihre Inkompetenz nach Außen (»Ich war nicht da, das weiß ich nicht, keine Ahnung, mir sagt keiner etwas...«).
- Äußern Sie sich oft bei offenen Türen, auf dem Flur oder in der Umkleide negativ über Patienten, Angehörige, Kolleginnen,

Vorgesetzte, neue Vorgaben, die Gesellschaft und Ihr hartes berufliches Los. So werden Sie zum Magneten von Kummer, Belastungen, Sorgen und Ungerechtigkeiten.
- Vermeiden Sie herzhaftes Lachen. Sagen Sie höchstens: »Ha ha«.

Sprechen Sie so, als wäre außer Ihnen niemand da

- verachtend
- zynisch
- abwertend
- beleidigend
- ironisch
- arrogant
- empört
- genervt
- Zimmer 4 nervt.
- Die hat jetzt gerade noch gefehlt.
- Gibt der aus der 9 immer noch keine Ruhe?
- Die Dicke mit dem Blinddarm.
- Rutsch' mal hoch, Opa.
- Na, na, na, mal nicht so zimperlich!
- Die macht es sowieso nicht mehr lange.

Geschlossene Türen und Wände sind nicht schalldicht.

Missachten und meiden Sie wohlmeinende Erfahrungswerte, Empfehlungen oder Hinweise zur Lösungsorientierung

- Esoterik (z. B. positiv denken: »Sieh' es doch mal positiv«)
- Moral (z. B. sich anstrengen, freundlich zu sein)
- Psychogetue (z. B. »Rege dich nicht so oft auf, das tut dir nicht gut«)
- Psychohygiene (z. B. »Du solltest mal Autogenes Training machen oder dich entspannen«)

- Teamcoaching (z. B. »Wir-sind-alle-ein-Team-Training«)
- Supervision (z. B. Situationen mit Hilfe einer neutralen Person betrachten)
- Intervision (z. B. kollegiale Lösungsansätze, Beratung und Anleitung innerhalb des Teams)
- Kommunikationstraining (z. B. Dialogübungen, Sprachsensibilisierung und Empathietraining)

3 Pflegefachkompetenz: Sprache und Gespräch

Sapere aude. Wage zu wissen.
(Immanuel Kant)

3.1 Aufgewacht!

Nachdem Sie nun wissen, wie die Kommunikationskultur in Berufen des Gesundheitswesens »sein sollte« und wie sich in der Praxis häufig zeigt, stellen sich folgerichtig eine Reihe von Fragen:

- Welche Auswirkungen hat die Diskrepanz von Anspruch und Wirklichkeit auf meinen Berufsstand und mein tägliches Arbeiten?
- Was hat das mit mir zu tun?
- Will ich daran etwas ändern?
- Kann ich daran etwas ändern und wenn ja, wie?
- Wann und wo erkenne ich Sprach- und Gesprächskompetenz in der Pflegepraxis?

3.1.1 Welche Auswirkungen hat die Diskrepanz von Anspruch und Wirklichkeit auf meinen Berufsstand und mein tägliches Arbeiten?

Die Auswirkungen der beschriebenen Diskrepanz von Anspruch und Wirklichkeit sind weitreichend und in ihren Facetten allesamt negativ.

Die Versprechungen in Leibildern gewinnen mehr und mehr an Unglaubwürdigkeit und erhöhen den Erwartungsdruck auf Pflegende. Die versprochene Menschlichkeit und Würde sind häufig weder zu hören noch zu spüren. Die Glaubwürdigkeit in das Gesundheitssystem sinkt, der Kampfgeist aller Beteiligten steigt an. Jeder einzelne Kontakt mit Patienten, Senioren oder Angehörigen nimmt Einfluss auf das Gesamtklima und die Stimmung. In derselben bewegen und arbeiten alle am Pflegeprozess Beteiligten. Derzeit vorherrschende Denk- und Sprachmuster wirken in Handlungen weiter und *verstärken* Stressoren, die Pflegeempfänger in Form von Emotionen und Verhaltensweisen bereits mitbringen:

- Ängste
- Misstrauen
- Abhängigkeiten
- Kämpfergeist
- Schmerzen
- Hilflosigkeit
- Ungeduld
- Gereiztheit
- Stress

Die entstehenden Stimmungsbilder ziehen in das Umfeld und stecken auch unbeteiligte Menschen unbewusst an. Menschen nehmen »Klima und Stimmung« mit allen Sinnen auf. Es sind nicht sichtbare, greifbare Kräfte, mehr ein Gefühl für gute oder schlechte Stimmung.

Menschen in oben genannten Stressbildern reagieren hoch sensibel, sind leicht reizbar und verhalten sich entsprechend »schwierig«: Sie

- schimpfen
- weinen
- zetern
- lügen
- fordern
- reizen, sind zynisch
- toben, sind arrogant
- jammern, klagen
- drohen
- trotzen, sind beleidigt
- pöbeln, motzen, betteln, streiten, kritisieren, kontrollieren, werden laut ...

3.1.2 Was hat das mit mir zu tun?

Sehr viel, denn Sie sind Teil des Prozesses. Sie haben einen Beruf gewählt, in dem Sie wenig ausgeglichene, freundliche und nachsichtige Menschen begleiten und pflegen werden. Möglicherweise dachten Sie bei Ihrer Berufswahl noch, dass »all das« etwas einfacher wäre oder dass die Menschen Ihre guten Absichten und Ihr »sich Mühe geben« mehr anerkennen würden. Verabschieden Sie sich von dieser Idee und erkennen Sie:

Sie sind eine Pflegefachkraft und somit im Berufsfeld »Pflege« eine fachliche Ansprechpartnerin für Pflegeempfänger mit oben genannten Stressoren und Verhaltensweisen. Verweigern Sie sich als Ansprechpartner – gleich aus welchen Gründen –, hat der Pflegeempfänger keinen Pflegenden, der ihm zuhört. Jeder Dialog, jede Frage, jede Antwort, selbst ein Gruß im beruflichen Kontext stellt für Sie einen beruflichen Auftrag dar. Dieser Auftrag, Ihrem Berufsbild gemäß nachkommen zu können, erfordert im Bereich Kommunikation Ihre Kompetenz und darf kein Zufallsprodukt oder gar eine Glückssache sein. Der Anspruch, die frei zugänglichen Informationsquellen, das Selbstbewusstsein der Gesellschaft hat sich deutlich verändert. Dies bedeutet für Pflegende eine höhere Kompetenzanforderung in der Kommunikation. Gesprächskompetenzen schüttelt niemand einfach aus dem Ärmel, schon gar nicht, wenn man selbst unter dauerhaftem Stress steht. Sie können es allerdings lernen. Bevor Sie lesen, wie, schauen Sie erst, welchen kommunikativen Aufgaben Sie in der Pflegepraxis täglich gegenüber stehen (▶ Kap. 1.1.3). Ihre Gesprächspartner sind Patienten, Senioren und Angehörige:

Sie klären auf, informieren, beraten und motivieren. Sie beruhigen, ermutigen, bauen Vertrauen auf, geben Sicherheit und Orientierung, vermitteln Menschlichkeit und trösten. Sie geben Zuversicht, hören hin und hören rein. Sie lesen zwischen den Zeilen, sind geduldig und einfühlsam, beobachten, leiten Pflegemaßnahmen an, fragen nach und holen ab. Sie schlichten, gleichen aus, bereiten vor, übersetzen, stimmen ab, klären auf und geben weiter.

All dies leisten Sie häufig »nebenbei«. Dadurch schwindet bei Pflegenden häufig das Bewusstsein für die hohe Bedeutung und die Anerkennung dieser Leistungen.

Pflegende haben die Fachkompetenz »Sprache und Gespräch« weiterhin nicht als eigene Pflegeleistung und Kompetenzanforderung erkannt und anerkannt. Noch immer werten Pflegende informierende Telefonate, Gesprächsanforderungen auf dem Flur oder zwischen Tür und Angel sowie kurze Gesprächssequenzen als störend und als »nicht arbeiten« ab.

Direkt am Pflegeprozess beteiligt sind berufsübergreifende Kooperationspartner, Kolleginnen des interdisziplinären und disziplinären Teams, Vorgesetzte, Nachwuchskolleginnen und Servicekräfte. Das bedeutet, dass die beruflichen Kommunikationsanforderungen keinesfalls nach dem Patienten, Senioren und Angehörigen beendet sind, sondern dass Sie weiterhin aufgefordert sind, professionell und verantwortungsbewusst zu kommunizieren.

Die Umgangsformen und die Gesprächskultur innerhalb der disziplinären und interdisziplinären Teams nehmen maßgeblich Einfluss auf den Pflege- und Genesungsprozess des Pflegeempfängers. Somit steht jeder Beteiligte in beruflicher Verantwortung.

Der Versuch, sich dieser Verantwortung zu entziehen, kann gelingen, hat jedoch weitreichende nachteilige Folgen für alle am Pflegeprozess Beteiligten. Sie schwächen auch Ihre eigene Position:

- Sie werden zum Einzelkämpfer.
- Sie ziehen sich zurück, halten sich »raus«.
- Sie meiden Konfrontationen und damit Lösungsimpulse und Weiterentwicklung.
- Sie haben möglicherweise wichtige Erkenntnisse und geben Sie nicht an das Team weiter.
- Sie bekommen wenig oder kein Feedback.
- Sie reflektieren einseitig (Selbstbild).
- Sie haben eine passive Haltung im Gesamtgeschehen gewählt, die in Teamprozessen kompetenzschwächend wirkt und Gruppenbildung fördert.

- Sie reduzieren Ihren Wahrnehmungskreis.
- Sie fühlen sich zunehmend als »Opfer des Systems«.

3.1.3 Will ich daran etwas ändern?

Dies ist eine sehr persönliche Frage. Bevor Menschen etwas »ändern« wollen oder können, braucht es eine Sinnhaftigkeit für dieses Vorhaben. Es gilt also zunächst zu prüfen, welche Stimmungsbilder in Ihrem beruflichen Kontext vorrangig sind. Das Arbeitsklima gut entwickelter Teams zeichnet sich durch Klarheit, Vertrauen und Kompetenz aus. Das Team strahlt für den Pflegeempfänger Kraft, Sicherheit und eine menschwürdige Grundhaltung aus. So sind die Umgangsformen, das Sprachbewusstsein, die Wortwahl, die spürbare innere Haltung Pflegender ein Spiegel für den gelebten und gepflegten Teamgeist. Dieser wirkt auf alle Beteiligten ein – gleich, ob sie direkt anwesend sind oder nicht. Der »Geist« wirkt unmittelbar auf Handlungen und somit auf die Pflegequalität und das eigene Befinden. Orientieren Sie sich selbst oder auch im Team an folgenden Reflexionsfragen. Bitte antworten Sie spontan und füllen Sie die Leerzeilen mit eigenen Ergänzungen und für Sie relevante Fragen aus:

Frage	ja	nein
Fühle ich mich wohl am Arbeitsplatz?	☐	☐
Fühle ich mich willkommen?	☐	☐
Lachen wir miteinander?	☐	☐
Sind wir offen für neues Wissen?	☐	☐
Spreche ich Kritik direkt an?	☐	☐
Erreicht mich Kritik von Kolleginnen direkt?	☐	☐
Pflegen wir ein Klima des Respekts?	☐	☐
Wird viel gelästert?	☐	☐
Wird viel gejammert?	☐	☐
Werden Fehler transparent besprochen?	☐	☐
Sind wir flexibel und kreativ in den Ablaufstrukturen?	☐	☐
Halten wir zusammen?	☐	☐
Fühle ich mich selbstsicher?	☐	☐
Fühle ich mich ausgenutzt?	☐	☐

Pflegen wir eine freundliche Grundstimmung? ☐ ☐
Wie ist der Ruf meines Bereichs/Hauses nach außen? ☐ ☐
Kommt jemand Neues leicht in unser Team? ☐ ☐
Wohnt ein guter Geist in Ihrem Wirkungsfeld? ☐ ☐
Wird neues Wissen im Team weitergegeben? ☐ ☐
☐ ☐

Wenn Sie mit den Ergebnissen Ihrer Reflexion einverstanden sind, pflegen Sie und Ihr Team möglicherweise bereits eine wertschätzende und menschenwürdige Umgangsform. Beachten Sie jedoch, dass Ihre eigene Zufriedenheit nicht bedeutet, dass es allen weiteren Beteiligten auch so geht und dass das Fremdbild – der Blick und die Bewertung von außen – völlig anders sein kann. Deshalb ist es wesentlich, immer wieder auch in eine kritische Selbstreflexion alleine oder miteinander zu gehen. Beleuchten Sie ergänzend folgende Aspekte:

Persönlicher Anspruch einer Gesprächskultur

Jeder Mensch lebt in seiner eigenen Welt. Diese Welt ist gefüllt mit Erfahrungen, Prägungen, Bildern, Emotionen und Wertevorstellungen aus dem eigenen Leben. Kein Leben gleicht einem anderen Leben. Somit gleicht keine »Welt« der anderen. Sehr persönlich und individuell präsentieren sich auf natürliche Weise facettenreiche Meinungen und Ansichten.

Die aufgezeigten Kommunikationsaspekte wirken sich im Menschen selbst und im Umfeld aus. Im privaten Umfeld ist dies eine stets geschützte freie Wahl; die Verantwortung für Wirkungen im Umfeld und wie wichtig dies für den Einzelnen ist, obliegt jedem selbst. Sie entscheiden und leben mit allen Konsequenzen.

Im beruflichen Umfeld steigt Ihre Verantwortung für Ihre Form der Kommunikation deutlich an. Hier geht es nicht mehr nur um Sie selbst, sondern um sehr viele Menschen, die auf Sie angewiesen sind. Pflegende formulieren dazu auch immer wieder einen sehr hohen persönlichen Anspruch. Sie wünschen sich für sich:

- Klarheit
- Souveränität und Gelassenheit
- Das richtige Wort zur richtigen Zeit
- Auf den Punkt zu kommen
- Weniger impulsiv sprechen
- Ausdrücken können, was man meint
- Selbstsicherheit
- Kraftvoll und kompetent in kritischen Situationen sein
- Empathisch bleiben in sehr emotionalen Situationen
- Etwas »gut sein lassen« können
- Standkraft im Gespräch zeigen
- Sich gewählt ausdrücken können
- Eine feste Stimme haben
- Auch in Stresssituationen menschlich bleiben
- Geduldiger sein

So werden die guten Absichten Pflegender für eine anspruchsvolle und dem Gesundheitswesen entsprechende Sprach- und Gesprächskultur deutlich. Noch vielfach fehlt eine konzeptionelle Reflektion, diese Ansprüche in der Praxis auch mit Leben und Worten zu füllen.

Teamorientierter Anspruch einer Gesprächskultur

In Teams des Gesundheitswesens kommen natürlich auch viele »Welten« zusammen. Es zeigen sich Stärken und Schwächen. Sie arbeiten miteinander für einen gemeinsamen Auftrag und für ein gemeinsames Ziel. Wenn das Team nun einen gemeinsamen Anspruch formuliert, eine gesundheitsfördernde Gesprächskultur nach innen und nach außen zu etablieren, steigen die Chancen von hoher Pflegequalität und persönlichem Wohlbefinden deutlich an.

Teams, die bereits im Grundsatz daran scheitern, einen Anspruch in gemeinsamen Kommunikationsformen zu formulieren, werden praktisch, qualitativ und auch menschlich eine minderwertige Pflege leisten. Dies kostet alle Beteiligte:

- Kraft
- Nerven

- Zeit
- Geld
- Lebensfreude
- Sinnhaftigkeit im Beruf

Die Folge sind weitere Erschöpfung, negatives Image, keine Nachwuchskräfte, wenig Freude, sinkender Selbstwert, ansteigende Kritik im Außen und eine abnehmende Glaubwürdigkeit des Berufstandes. Die positiven Kräfte einer kompetenzorientierten Kommunikationskultur kommen nicht von außen, sondern entstehen, entwickeln und entfalten sich aus dem Team heraus. Dies ist gleichermaßen Verantwortung und große Chance. Wer sie nutzt, gewinnt:

- Klare Absprachen
- Eindeutige Zuständigkeiten
- Verlässliche Zusammenarbeit
- Lösungsorientierung
- Konzentration auf Wesentliches
- Bündeln von Kräften und Kompetenzen
- Transparenz für Entscheidungswege
- Persönliche Wertschätzung
- Anerkennung von Leistungen im Team
- gesundes Selbstbewusstsein
- gegenseitiger Ansporn zur Weiterentwicklung und Bildung

Anspruch in Ethik und beruflicher Verantwortung

Die Verletzlichkeit und Würde eines jeden Menschen fordern Pflegende auch aus ethischer Sicht auf, im Umgang mit Patienten und Angehörigen achtsam zu sein. Je größer die Abhängigkeit eines Menschen ist, umso höher ist die Verletzlichkeit.

»Pflegekräfte sind durch ihren intensiven körperlichen, psychischen und sozialen Kontakt zu Menschen in außergewöhnlichen Lebenssituationen häufiger als die meisten anderen Berufe mit elementaren Fragen des Lebens konfrontiert, die von ihnen eine hohe ethische Kompetenz fordern«. (Lay, S. 12). Um sich diesem

Thema anzunähern, hilft eine Liste ethischer Prinzipien, die der Pflege zugeschrieben werden (Lay, S. 135):

1. Förderung von Wohlergehen/Wohlbefinden
2. Förderung von Autonomie/Selbstständigkeit
3. Gerechtigkeit
4. Aufrichtigkeit
5. Dialogische Verständigung

Im Pflegeberuf trägt das Gespräch, der zwischenmenschliche Austausch in allen Formen und Facetten zu einem ethischen Grundprinzip bei. Hier zählt nicht die Quantität der Kommunikation, sondern die Qualität. Viele Pflegende sind der Meinung, dass gute Gespräche und Dialogsituationen nur dann möglich sind, wenn Personal und Zeit in ausreichendem Maße zur Verfügung stehen. Dies trägt zwar zu einer entspannteren Allgemeinatmosphäre bei, löst jedoch nicht automatisch alle Kommunikationsdefizite der Berufsgruppe auf. Sprachsensibilität, ein reicher Wortschatz und ein anspruchsvolles Kommunikationsbewusstsein tragen zum Berufsethos und einem dem Menschen zugrundeliegenden Respekt bei. Ist dies aus Ressourcengründen nicht mehr möglich, muss dies bei verantwortlichen Stellen angezeigt und kommuniziert werden.

3.1.4 Kann ich daran etwas ändern – und wenn ja, wie?

Ja, Sie können. Beginnen Sie damit, zu hören, was Sie sagen. Mit steigender Sensibilität steigern Sie Ihre Sprachkompetenz (meine Sprache und ich). Kommunikation beginnt nie bei dem anderen, sondern Kommunikation entsteht und beginnt immer im Menschen selbst. Sie fühlen, Sie nehmen wahr, Sie spüren die Qualität Ihrer inneren Bilder, Sie denken und Sie sprechen. Sie können nichts sagen, was Sie vorher nicht gedacht haben – auch, wenn Ihnen das nicht bewusst ist. Wenn Ihnen etwas nicht bewusst ist, können Sie keinen Einfluss nehmen, denn es ist bereits geschehen. Wenn Ihnen etwas bewusst wird, haben Sie die Möglichkeit, neu zu wählen, Einfluss darauf zu nehmen, wenn Sie wollen. Somit eröffnen sich erste Kompetenzschritte für Sie:

a) Bewusstsein erweitern
Entdecken Sie im allerersten Schritt Ihre eigenen Denk-, Sprach- und Verhaltensmuster:

- Wie spreche ich?
- Wie viel spreche ich?
- Was spreche ich?
  - Spreche ich laut oder leise?
  - Spreche ich schnell oder langsam?
  - Wann spreche ich im Beruf gerne, wann und mit wem nicht? Warum?
  - Wiederhole ich mich?
  - Nutze ich viele verschiedene Worte, oder eher nicht?
  - Welche Gefühlslage ist mir von mir selbst vertraut?
- Bin ich »launisch«?
- Bin ich eher empathisch?
- Bin ich eher direkt?
  - Welches Verhalten an mir selbst schätze ich, welches ärgert mich?

Werden Sie zum Pionier Ihres eigenen Sprechens. Je mehr Sie entdecken, umso mehr Einflussmöglichkeiten erschließen sich Ihnen. Je mehr Sie entdecken, umso mehr Handlungs- und Einflussmöglichkeiten stehen Ihnen zur Verfügung.

b) Wahrnehmung schärfen
Im zweiten Schritt beginnen Sie, Ihr Umfeld in der Praxis mit wachen Sinnen zu erkunden. Wer spricht wie, mit wem, an welchem Ort, wie lange, in welcher Form? Fühlt es sich gut an oder nicht? Spart es Zeit oder kostet es Zeit? Kommen die fachlichen Kompetenzen in allen Facetten zum guten Ausdruck oder nicht? Welche Informationen werden weitergegeben, wie viel Klarheit ist darin enthalten? Werden Sie auch hier zum Abenteurer, der interessiert Entdeckungen macht. Widerstehen Sie der Versuchung, die sprechenden Personen zu bewerten oder zu verurteilen. Sehr häufig

bewegen sich Menschen in unbewussten Sprachmustern. Kaum jemand pflegt eine bewusst unhöfliche oder provozierende Kommunikation. Schlussendlich können Sie niemanden ändern. Sie können allerdings von anderen lernen!

3.1.5 Wann und wo erkenne ich Sprach- und Gesprächskompetenz in der Pflegepraxis?

Der Pflegealltag ist voller Reflexions- und Übungsmöglichkeiten. Ob bewusst oder unbewusst, gewollt oder nicht gewollt, beabsichtigt oder nicht. Der gewohnte/übliche Originalton klingt sowohl im Positiven als auch im Negativen rasch durch. Verstehen Sie folgende Reflexionssituationen als Impulse.

a) Übergabezeiten

- Gibt es Begrüßungen, wenn ja, welcher Art?
- Gibt es einen konkreten Beginn?
- Wer spricht mit wem?
- Wer hört zu, wer nicht?
- Wer schaut jemanden an, wer schaut weg?
- Sind die Informationen sachlich formuliert?
- Werden Patienten, Senioren, Angehörige persönlich abgewertet?
- Gibt es Zwischenkommentare und in welcher Qualität?
- Gibt es ein Bewusstsein für offenstehende Türen?
- Wie gehen die Anwesenden mit »Störungen« um?
- Wie gehen die Anwesenden mit den Zeitressourcen um?
- Sind alle einbezogen?
- Wie sind die Stimmungsbilder?
- Wie wirken Mimik und Gestik der Anwesenden?
- Wie viel Kompetenz strahlen die Anwesenden aus?
- Welche Worte sind zu hören?
- Welche Sprachbilder sind zu hören?
- Welche inneren Haltungen klingen durch (Ironie/Abwertung oder Wertschätzung, emotional oder sachlich)?
- Ist eine sachliche Konzentration spürbar?

- Gibt es fachlich/pflegerisch interessierte Nachfragen?
- Ist Rivalität und Launenhaftigkeit Einzelner spürbar oder hörbar?

b) Visite

- Begrüßen sich die Teilnehmenden?
- Wer stellt sich dem Patienten vor und wie?
- Werden Patienten begrüßt, von wem und wie?
- Wird mit dem Patienten gesprochen oder über ihn?
- Wie sind die Stimmungsbilder für die Anwesenden und für den Patienten?
- Welche Anteile haben Fachsprache und Umgangssprache?
- Werden die Ressourcen des Patienten berücksichtigt?
- Gehen die Anwesenden wertschätzend miteinander um?
- Verabschieden sich die Anwesenden vom Patienten und voneinander?

c) Dienstbesprechungen

- Ist die Anwesenheit Pflicht oder Kür?
- Wie viele kommen gerne und interessiert, wie viele nicht?
- Wie viele sind aktiv, wie viele nicht?
- Gibt es interessierte Nachfragen?
- Gibt es offen besprochene Kritik?
- Wie ist die Qualität von Begrüßung und Abschied?
- Entsteht ein Klima von Abarbeiten oder Entwickeln?
- Spricht einer oder jeder einmal?
- Gibt es aktiv vorbereitete oder spontan fachliche Beiträge?
- Wird von Erfolgen oder guten Ereignissen gesprochen?
- Ist die Grundstimmung eher leicht oder schwer?
- Wirkt der Ablauf auf alle Anwesenden eher leicht oder schwer?
- Wird miteinander gelacht?
- Haben Zwischenfragen Raum?
- Haben Teamentwicklungsthemen Raum?
- Finden die Teambesprechungen regelmäßig statt?
- Wer ist alles an der Organisation, dem Ablauf und der Gestaltung beteiligt?

d) Besprechungskultur, Supervisionen, Coaching und Co
Generell stellt sich die Frage, ob oben benannte Themen noch ein besonderes Thema für Teams oder ein bereits gelebtes und integriertes Thema sind. Menschen, die für Menschen in problemorientierten Lebenssituationen arbeiten, tun gut daran, sich und ihr berufliches Handeln in fachlich orientiertem Rahmen begleiten zu lassen. Dies trägt zur eigenen Gesunderhaltung und zu einer qualitativ hochwertigen Pflege bei. Wer nie reflektiert, kann nicht wissen, ob seine geleistete Arbeit gut ist. Wer der Meinung ist, dies sei für ihn nicht relevant, der prüfe sein Grundverständnis für Position und Funktion. Je umfangreicher die Führungsverantwortung ist, umso wesentlicher ist die Reflexionsverantwortung im professionellen Setting.

e) Begrüßungen und Abschied generell
Wer grüßt wen? Wer fühlt sich bei Ihnen willkommen, wer nicht? Wen interessiert das? Reflektieren Sie diese Umgangsformen fachlich oder moralisch oder gar nicht? Ist es Glückssache, einen Gruß oder persönliche Aufmerksamkeit zu bekommen, oder sind dies im Team übliche und gepflegte Rituale? So kann eine bewusst angestrebte Sprach- und Umgangskultur in der täglichen Arbeit etabliert werden. Um diese Reflexion anzustoßen, nutzen Sie gedanklich folgende täglich vorkommenden Personen und Dialogsituationen in der Pflegepraxis. Für diese Reflexion spielt die Dauer, der Ort oder die eigene Befindlichkeit keine Rolle:

- Angehörige
- Gäste/Besucher
- Patienten
- Senioren
- Fachliche Kolleginnen
- Vorgesetzte
- Interdisziplinäre Kollegen
- Schüler, Praktikantinnen, Leasingkräfte, Hospitantinnen
- Am Telefon intern/extern
- Mitarbeiter aus weiteren Berufsgruppen

Was sagen Sie, wie sprechen Sie in folgenden Dialogsituationen:

- Mahlzeiten servieren oder abservieren
- Guten Morgen oder gute Nacht wünschen
- Bei Aufnahme und/oder Entlassungen von Patienten
- Im Erstkontakt mit Patienten, Senioren, Angehörigen und Kolleginnen
- Im Umgang mit Sterbenden, verstorbenen Menschen und deren Angehörigen

f) Diskretion, Schutz und Würde
Diese Aspekte spiegeln sich sehr stark in den Grundstimmungen und Umgangsformen des disziplinären und interdisziplinären Teams wider. Im Fokus liegen alle Dialogsituationen, in denen es um persönliche, private, intime oder emotionale Themen von Menschen geht. Wer spricht wann, wo, wie, über was, mit wem?

- Auf dem Flur?
- Bei offenen Türen?
- Im Laufen telefonierend?
- In Anwesenheit Dritter?
- In Anwesenheit des Menschen, über den man spricht?
- In Abwesenheit des Menschen, über den man spricht?

3.2 Die Sinne gewandelt und weitergedacht

Es gibt aus Sicht der Autorin kein »gutes« oder »schlechtes« Sprechen, sondern ein dem Menschen und der Situation angemessenes oder nicht angemessenes Sprechen. Nicht nur Ihre eigenen Maßstäbe zählen, sondern im Besonderen das Maß und die Werteorientierung Ihres Gesprächspartners. Je größer deren Abhängigkeit von Ihnen ist, umso stärker stehen Sie in der Verantwortung, den Gesprächskontakt angemessen anzubieten und zu führen. Hier haben sich gute Wegbegleiter bewährt:

3.2.1 Humor und Pioniergeist

Humor bringt Leichtigkeit. Humorvolle Menschen sind Menschen, die das Leben leichtnehmen können. Sie wirken und sind auch tendenziell ausgeglichen. Sie begegnen schweren und herausfordernden Situationen mit Wachheit und Achtsamkeit. Sie bleiben freundlich mit sich selbst und mit dem Menschen im Umfeld. Sie ärgern sich seltener, regen sich viel später oder gar nicht auf und genießen damit auch persönlichen Schutz. Sie sind selbstbestimmte und angenehme Gesprächspartner. Der Pioniergeist hilft, vorschnelle Urteile nicht aufkommen zu lassen. Er fördert das Interesse am Menschen und an seiner Geschichte und hält das Bewusstsein für die berufliche Rolle wach.

3.2.2 Mut für Gefühle

Wo Leben ist, sind Gefühle. Wo Gefühle sind, ist Leben. Kommunikation ohne Gefühle ist nicht möglich. Im beruflichen Kontext Gesundheitswesen zeigen sich eher schwere, belastende und wenig beliebte Emotionen (▶ Kap. 3.1.1). Es ist hilfreich, diesen »Gesichtern der Angst« mit Mut, Kompetenz und Standkraft zu begegnen. Im Widerstand und in Ablehnung steigen die negativen Emotionen an. In der Akzeptanz und Empathie verlieren sie an Kraft. So ist jeder Versuch, ein nicht willkommenes Gefühl »wegmachen« zu wollen, ein kraftaufwendiger und meist sinnloser Versuch.

3.2.3 Wille für Perspektivenwechsel

Die eigene Bereitschaft, Situationen, Menschen und zu spontane Urteile von mehreren Seiten zu betrachten und zu beleuchten, zeugt von Reife, Größe und Umsicht. Jeder Mensch wertet zunächst aus dem eigenen Wertesystem heraus. Dies reicht nicht aus, um hilfebedürftige Menschen fachlich angemessen zu begleiten. Neue Sichtweisen bringen Lösungsimpulse, Beweglichkeit im Geist zeugt von Toleranz und beruflichem Verantwortungsbewusstsein.

3.2.4 Reflexionsbereitschaft und Reflexionsvermögen

Kein Erkenntnisgewinn ohne Reflexion. Keine Rollenklarheit und ansteigendes Verantwortungsbewusstsein ohne kritische Selbstreflexion. Nach der Entscheidung, reflektieren zu wollen, stellt sich die Aufgabe Reflexionsvermögen zu erlernen; denn reflektieren zu wollen, heißt noch nicht, es zu können. Sie lernen es gut durch Dialogübung und fachliches und/oder auch kollegiales Feedback.

3.2.5 Selbstpflege und eigene Therapieerfahrung

> Damit jemand im Stande ist, wahrhaft Mitgefühl gegenüber anderen zu entwickeln, benötigt er oder sie zunächst eine Grundlage, auf der Mitgefühl kultiviert werden kann. Diese Grundlage ist die Fähigkeit, mit den eigenen Gefühlen verbunden zu sein und für sein eigenes Wohlergehen zu sorgen. Fürsorge für andere setzt Fürsorge für sich selbst voraus.
> (Dalai Lama nach: Feichtner 2014, S. 111)

Dieses Zitat beschreibt die Dringlichkeit für ein Mindestmaß an Selbstpflege. Sollten Sie eigene Therapieerfahrungen haben, ist dies zusätzlich hilfreich, denn sie bringen Empathievermögen für Situationen anvertrauter »schwieriger« Menschen durch eigene Erfahrungen mit. So ist es keine Schande oder peinlich, selbst beratende oder betreuende Hilfe erfahren zu haben, sondern im Gegenteil ein Gewinn und großer Erfahrungsschatz.

3.2.6 Risikoeinschätzung

Bleibt nur noch die Frage, was Sie riskieren, wenn Sie sich auf den Weg einer gesundheitsfördernden Sprachkultur begeben. Sie haben nichts zu verlieren, nur zu gewinnen. Fragen Sie sich, wie viel Glück Sie (er)tragen können und prüfen Sie die Attraktivität eines leichteren Arbeitens in einem eher strengen System. Hierzu biete ich Aphorismen unklarer Herkunft:

> **Habe den Mut**
>
> Wenn die Menschen unvernünftig und selbstbezogen sind, habe den Mut, sie trotzdem zu lieben.
>
> Wenn Du Erfolg hast, dann wirst Du falsche Freunde und wahre Feinde gewinnen, habe den Mut, trotzdem erfolgreich zu sein.
>
> Ehrlichkeit und Offenheit machen Dich verletzlich, habe den Mut, trotzdem offen und ehrlich zu sein.
>
> Das Gute, das Du heute tust, wird morgen vergessen sein; habe den Mut, trotzdem heute Gutes zu tun.
>
> Wozu Du Jahre benötigst, um es zu erschaffen, kann in wenigen Sekunden zerstört werden; habe den Mut, trotzdem zu erschaffen.
>
> Wenn Du heute ausgelassen bist, dann läufst Du Gefahr, als kindisch angesehen zu werden; habe trotzdem den Mut, zu lachen und ausgelassen zu sein.
>
> Wenn Du weinst, dann riskierst Du, als sentimental angesehen zu werden; habe den Mut, trotzdem zu weinen.
>
> Wenn Du Deine wahren Gefühle zeigst, dann riskierst Du, dafür abgelehnt zu werden; habe trotzdem den Mut, Du selbst zu sein.
>
> Wenn Du anderen verzeihst, dann riskierst Du, als schwach angesehen zu werden; habe trotzdem den Mut, anderen zu verzeihen.
>
> Wenn Du anderen vertraust, dann riskierst Du, als naiv angesehen zu werden; habe trotzdem den Mut, anderen zu vertrauen.

Habe den Mut, mutig zu sein. Wenn Du nichts riskierst, dann gehst Du das größte Risiko von allen ein: Du riskierst zu sterben, ohne je gelebt zu haben. Habe deshalb den Mut, etwas zu riskieren.

3.3 Sensibilisierungsschritte

Wo kämen wir hin, wenn alle sagten, wo kämen wir hin. Und keiner ginge, um zu sehen, wohin wir kämen, wenn wir gingen.
(Kurt Marti)

- Wenn Sie Ihre Kommunikationskompetenz steigern möchten, ist es grundlegend von Bedeutung, eigene unbewusste Muster zu entdecken, zu entlarven und neue Möglichkeiten in Erwägung zu ziehen. Verlassen Sie Ihre eigene Komfortzone zunächst gedanklich. Stellen Sie sich allein oder auch im Team der einen oder anderen selbstkritischen Reflexion. Begutachten Sie dahinter stehende Ausreden, Unsicherheiten, Ängste oder auch Bequemlichkeiten. Seien Sie so gut als möglich aufrichtig zu sich selbst: Einen oder mehrere Gründe finden, warum es für einen selbst gut, hilfreich und von Vorteil ist, zu wissen »was und wie« man etwas sagt.
- Das innere Gefühl überwinden, sich komisch, dämlich, gekünstelt, verstellt, verbogen, gedrängt, albern zu fühlen und zu alt für »so etwas« zu sein.
- Das Kino im Kopf überlisten, dass man nach außen und für andere Menschen affektiert, übertrieben, arrogant, überheblich, besserwissend, belehrend, maßregelnd, verletzend, durchgedreht wirkt oder völlig von Sinnen, abgehoben, auf Drogen o. ä. sei.

Sprache und Gespräch bewusst erleben

> Sprich, damit ich dich sehe.
> (Sokrates)

Sprache schenkt Leben und Sprache selbst lebt. Innewohnende Kräfte, pulsierende Wort- und Sprachbilder bieten uns faszinierende Einblicke in das Erleben hinter den Worten. Das klingt geheimnisvoll und so wirkt es auch. Denn Gedanken, Worte und Gefühle sind etwas Intimes und Persönliches. Der Mensch gewährt durch sein Sprechen Einblick in sein Innerstes. Lernen Sie, Sprache zu fühlen*und* zu hören. In einfachen Worten zeigt die Autorin einen möglichen Weg in acht Szenen (Sz) auf. Setzen oder stellen Sie sich in Ihrem beruflichen Kontext an einen beliebigen Ort und dann öffnen Sie alle Sinne für das, was um Sie herum pulsiert: Worte, Gesten, Töne, Stimmungen…

Schließen Sie den Mund, sprechen Sie möglichst nicht, denn alles beginnt mit dem Hören

Sz1 Mund zu – Augen auf
Sz2 Mund zu, Augen auf, Ohren auf
Sz3 Mund zu, Augen auf, Ohren auf, entstehende Stimmungsbilder im Umfeld bewusst wahrnehmen
Sz4 Mund zu, Augen auf, Ohren auf, entstehende Stimmungsbilder in mir bewusst wahrnehmen
Sz5 Mund zu, Augen auf, Ohren auf, Einfluss und Auswirkungen der Stimmungsbilder auf alle Beteiligte reflektieren
Sz6 Mund zu, Augen auf, Ohren auf, Einfluss und Auswirkungen auf die Situation und entstehende Handlungsimpulse reflektieren
Sz7 Der Bewertung widerstehen. Interessiert und zugewandt bleiben. Wie viel Bewusstsein nehmen Sie bei den Beteiligten wahr?
Sz8 Welche Lösungsimpulse kommen Ihnen in den Sinn? Was ist passiert? Welche Erkenntnis haben Sie für die Beteiligten und für sich selbst gewonnen?

Wann immer Sie die Möglichkeit für eine Hospitation oder eine Lernsequenz im Praxisalltag nutzen dürfen, beachten Sie bitte, dass es ihr *Lernfeld* ist und es zu Ihrer eigenen Sensibilisierung dient. Behalten Sie mögliche kritische Feedbacks zunächst für sich und nutzen Sie Ihre Erkenntnisse für die Entwicklung eigener Kompetenzen.

3.4 Ausdrucksformen der Kommunikation

Der Mensch nutzt vielfältige Wege, um zu kommunizieren:

3.4.1 Verbale Ausdrucksformen (wird gehört)

Dies sind gewählte, gesprochene Worte und ein begrenzter/reicher Wortschatz (▶ Kap. 2 und Kap. 8).

3.4.2 Nonverbale Ausdrucksformen (wird gesehen)

- Mimik
- Gestik
- Blickkontakt
- Berührung
- Bewegung
- Atmung
- Symbolkräfte, wie Kleidung, Geruch, Erröten

3.4.3 Paraverbale Ausdrucksformen (wird gehört und gefühlt wahrgenommen)

Stimmlage:	hoch/tief, tragend/zitternd
Lautstärke:	angenehm/unangenehm laut, angenehm/unangenehm leise
Betonung:	einzelner Wörter oder Satzteile
Sprechtempo:	angemessenes/unangemessenes Sprechtempo
Sprechmelodie:	eintönig/moduliert/singend
Sprachstruktur:	vollständige/unvollständige Sätze, Satzbrüche, eingeschobene Sätze

3.5 Der Laie und der Profi im Gespräch

Professionalität bezeichnet eine beruflich orientierte Fähigkeit oder Kompetenz. Ein Profi ist somit ein Fachmann/eine Fachfrau »seines Faches«. Die Welt der Kommunikation stellt ein eigenes Fach, eine eigene Kompetenz im Gesundheitsberuf dar. Wie unterscheidet sich ein Laie (Nichtfachmann/-frau) von einem Profi im Gespräch? Folgende Tabelle 3.1 zeigt Verhaltensmerkmale auf (▶ Tab. 3.1). Diese beschreiben Tendenzen, sind nicht statisch, sondern als dynamischer Prozess anzusehen. Jeder Laie ist mal Profi, jeder Profi wird immer wieder mal zum Laien. So stellt die Kompetenzentwicklung einen Lernprozess dar. Die Tabelle dient Ihrer Reflexion (vgl. Mantz 2016).

Den Profi im Gespräch kennzeichnet eine umfassende Kenntnis im Sprachbewusstsein. Er weiß um die vielen Facetten der Kommunikation, um die Eigenarten und das Eigenleben menschlichen Verhaltens. Er schätzt und pflegt einen reichen Wortschatz und ist so in der Lage, dem Menschen, der Situation und dem beruflichen Auftrag entsprechend ein Gespräch zu eröffnen, einen Dialog zu führen und klare Auskünfte zu geben. Seine Kompetenz besteht im Besonderen darin, dass er die Sprache wählt, die den höchsten Kraft- und Kompetenzgewinn in der aktuellen Dialogsituation bietet.

Tab. 3.1: Verhaltensmerkmale

Der Laie	Der Profi
Hat Allgemeinwissen/Kommunikation	Hat Fachwissen/Kommunikation
Learning by doing	Übung unter fachlicher Anleitung mit Feedback
Eher emotional orientiert	Emotional und sachlich. Kann Ebenen bewusst wechseln.
Kritische Selbstreflexion des beruflichen Handelns eher gering	Kritische Selbstreflexion des beruflichen Handelns eher hoch
Sieht vor allem sich und seine Situation	Will das Ganze sehen, erkennt Zusammenhänge
Nutzt reduzierten Wortschatz, nutzt Umgangssprache aus eigener Erlebniswelt und berufliche Fachsprache	Nutzt reichen Wortschatz, erfasst Erlebniswelt des Gesprächspartners. Kann sowohl Umgangssprache als auch Fachsprache kombinieren
Kommt mit den »Netten« gut klar, lehnt »Schwierige« eher ab.	Weiß, erst wenn es schwierig wird, ist seine Kommunikationskraft/Gesprächskompetenz gefragt.
Sagt: »Ich gebe mir Mühe« und »Kommt drauf an, mit wem«.	Weiß und formuliert den Anspruch: Ich bin für jeden gleichermaßen ein Ansprechpartner im beruflichen Kontext.
Insgesamt eher passiv in der Kontaktaufnahme	Eher aktiv im Gespräch, nimmt leichter Kontakt auf
Reagiert stark auf Reize von außen.	Agiert, bleibt selbstbestimmt
Verteidigt und rechtfertigt sich.	Bezieht Position, äußert eine klare Haltung.
Lässt sich von starken Emotionen eher verunsichern, will sie »wegmachen«.	Schwingt mit, hält aus, ist da. Verbalisiert emotionale Inhalte.

Tab. 3.1: Verhaltensmerkmale – Fortsetzung

Der Laie	Der Profi
Ist eher »außer sich«.	Bleibt eher »bei sich«.
Ist zu nah dran oder zu distanziert.	Findet ein gutes Maß an Nähe und Distanz, wählt immer neu.
Erlebt Patienten, Angehörige, Kunden als anspruchsvoll und zu fordernd.	Entwickelt seine Kompetenzen mit den Anforderungen und Entwicklungen der Zeit und Gesellschaft weiter.
Ordnet die Stressoren im Außen eher als Störung und Ärgernis ein.	Ordnet Stressoren im Außen als »berufsgegeben« und eigene Kompetenzanforderung ein.
Fühlt sich eher fremdbestimmt und hilflos, wartet auf Informationen.	Kann sich gut schützen, holt sich Informationen.
Kann ganz gut Kritik annehmen, jedoch weniger gut üben/äußern.	Kann Kritik annehmen und üben/äußern.
Spricht tendenziell viel, verliert dadurch Kraft.	Je höher die Stressoren im Außen, umso mehr lenkt er seine Ausdruckskraft, bleibt konzentriert, beobachtet aufmerksam, spricht eher wenig.
Redet »drum herum«.	Kommt auf den Punkt.
Kommuniziert eher impulsiv.	Kommuniziert eher bedacht, wählt seine Worte gezielt.
Macht intuitiv vieles richtig, kann jedoch nicht sagen, was oder wie er etwas »gut macht«.	Spricht bewusster, kann Erfahrungen und Erkenntnisse gut weitergeben.
Verbalisiert eher Probleme.	Verbalisiert eher Lösungen.
Strahlt Hektik und Hilflosigkeit aus.	Strahlt Sicherheit und Kompetenz aus.
Wendet sich bei stark negativen Emotionen eher ab.	Bleibt auch bei stark negativen Emotionen zugewandt und interessiert.
Urteilt und meint häufig den Menschen persönlich.	Bewertet und meint das Verhalten des Menschen.

Tab. 3.1: Verhaltensmerkmale – Fortsetzung

Der Laie	Der Profi
Spricht Kritik nicht oder an dritter Stelle aus (redet über…).	Spricht Kritik persönlich und diskret aus.
Ist eher verhaftet in veralteten Strukturen (Denken, Sprache und Handeln).	Ist kreativ und offen für neue Möglichkeiten.
Klagt mehr, hofft auf Hilfe von außen.	Klagt wenig, hilft sich selbst oder lässt sich beraten.
Spricht eher allgemein und floskelhaft.	Wählt seine Worte, differenziert und akzentuiert sein Aussagen.
Ist eher abhängig von Stimmungen und Emotionen, die von außen kommen.	Ist deutlich weniger abhängig, ist eher in der Lage Stimmungsbilder im Außen positiv zu beeinflussen.

3.6 Profispirale

Auf einen Blick zeigt die Profispirale das Potenzial einer professionellen Kommunikation. Die mittige Spirale beschreibt die hohe Dynamik der Kommunikationsanforderungen im Pflegealltag. Worte, Gesten, Bilder, Emotionen wirbeln miteinander, fordern und pulsieren. Pflegeempfänger und deren Angehörige bewegen sich vorwiegend in dem Feld der belastenden, besorgten und stressorientierten Themen. Entsprechend sind deren Kommunikation und Verhalten. Bewegt sich nun auch der Pflegende vorwiegend in diesem belasteten Feld (gedanklich, emotional und verbal), potenzieren sich die negativen und belasteten Kräfte. Die Gespräche und Dialoge kosten Kraft, Zeit und strapazieren die Nerven. Auf Dauer macht diese Energie den Menschen krank (Pathogenese). Im Außen *wirkt* der Pflegende zudem weniger kompetent und reizt das Umfeld zusätzlich. Eine durchaus menschliche, jedoch für die berufliche Anforderung zu laienhafte Kommunikation. Die dunkle Färbung des unteren Feldes beschreibt die Unbewusstheit im Sprechen und Verhalten.

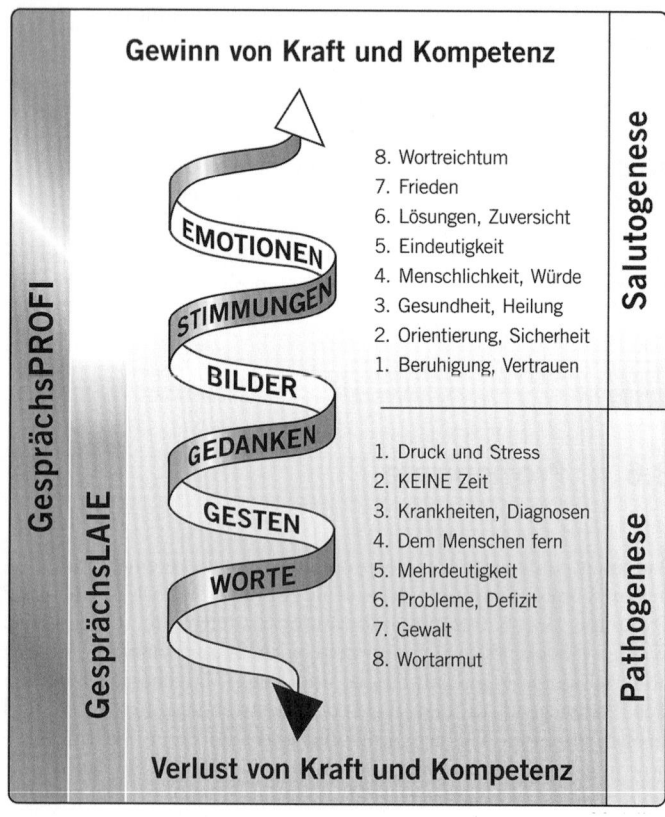

Abb. 3.1: Spiralkraft Profi/Laie im Gespräch

Der nach oben strebende, erhellende und bewusste Bereich beschreibt die Kompetenz des Ausgleiches, der Sicherheit und des Vertrauens. In diesen Dialogen finden Sie Wertschätzung, Würde und einen guten Umgang mit Nähe und Distanz. Klarheit und Eindeutigkeit und ein hohes Verantwortungsbewusstsein finden hier ihren Ausdruck und sind der Gesundheit aller Beteiligten zuträglich (Salutogenese). Der Profi im Gespräch kennt sich im belasteten Feld sehr gut aus, spricht diese Sprache auch und versteht deren Botschaften. Jedoch ist er in der Lage, die Ebenen zu wechseln, selbstbestimmt zu bleiben und als kompetenter Ansprechpartner im Dialog zur Verfügung zu stehen. Er weiß, dass ihm dieses Feld Kraft spendet, das Umfeld beruhigt und die eigene Kompetenz enorm im Außen steigert.

Professionalität in Sprache und Gespräch gewinnt an Bedeutung, wenn Sie sich hohen Gesprächsanforderungen gegenüber sehen, jedoch wenig zeitliche und personelle Ressourcen haben. Auf den Punkt und spontan das richtige Wort zur richtigen Zeit haben, in Sekunden hilfreiche innere Entscheidungen zu treffen und die Ruhe zu bewahren, wenn im Umfeld Stress, Hektik und Emotionen pulsieren – das macht den Profi aus. Ansteigendes Bewusstsein, Wachheit und Konzentration im Gespräch sind wichtige Schlüssel. Nur wer weiß, was gerade passiert, kann »Herr der Lage sein«. Übung macht Sie zum Meister. Da sich Professionalität und Kompetenz insbesondere durch reflektiertes Üben entwickeln, lernen Sie im nächsten Kapitel »Papillon« kennen. Ein Schmetterling, der in der bunten Welt der Kommunikation Orientierung gibt und wichtige Basisthemen der Sprach- und Gesprächskompetenz verdeutlicht.

4 Papillon – der Schmetterling im Gespräch

Das Symbol des Schmetterlings spiegelt viele Facetten komplexer Gesprächsanforderungen wider.

Tab. 4.1: Dynamische Bedingungen

Schmetterlinge	Pflegende – in Sprache und Gespräch
Jeder Schmetterling ist bunt und einzigartig.	Jedes Gespräch ist bunt und einzigartig.
Flattern hierhin und dorthin, immer in Bewegung.	Gespräche überall, praktisch sprechen Pflegende den ganzen Tag.
Selten »kontrollierbar«.	Selten »geplant«.
Flattern von Blume zu Blume.	»Flattert« von Gesprächssituation zu Gesprächssituation.
Halten sich nirgends lange auf.	Pflegende haben sehr viele und häufig kurze Dialogsequenzen.
Flattern meist alleine oder manchmal zu zweit herum.	Pflegende sind oft alleine, max. zu zweit bei Patienten oder Senioren.

Und so wie die Raupe ihr innewohnendes Potenzial entfaltet, so entdeckt der Laie (▶ Tab. 4.1), dass alles, was er braucht, um ein kompetenter und souveräner Ansprechpartner im beruflichen Kontext zu sein, bereits in ihm angelegt ist:

1. Er kann fühlen.
2. Er kann wahrnehmen.
3. Er kann denken.

4. Er kennt die meisten Worte seiner Muttersprache.
5. Er kann sprechen.
6. Er trägt einen sozialen, berufsorientierten Anspruch in sich.

Damit sind alle Grundvoraussetzungen für die Entfaltung von Sprachbewusstsein und Dialogkompetenz in jedem Pflegenden vorhanden. Und wie der Raupe ist auch dem Gesprächslaien sein kostbares Potenzial *nicht* bewusst. So verpuppt sich die Raupe und der Laie geht in ein Training der bewussten Sprache und humanen Gesprächsführung. Er lernt, er übt, er reflektiert und differenziert sein Hören, sein Sprechen, seine Sichtweisen und seine Bewertungen. Er beginnt, sich selbst zu hören, seine eigenen Sprachmuster zu erkennen und kritisch zu hinterfragen. Er erkennt die Bilder und Emotionen hinter den Worten und beginnt zu verstehen, dass er lernen kann, mit »großen Emotionen« gut umzugehen. Er erkennt in den »schwierigen« Patienten, Angehörigen, Senioren, Vorgesetzten und Kolleginnen seine Lehrer und er lernt, den Menschen als solches im Gespräch zu respektieren und zu achten. Er lernt, Verhalten, Benehmen, die »Sache« zu benennen, kritisch anzusprechen oder anerkennend hervorzuheben. Er lernt, Gefühle, die andere Menschen kaum aushalten, in Worte zu fassen und damit die hohe Kunst einer heilsamen und wertschätzenden Gesprächskultur anzubieten. Für all das sind Schmetterlinge gute Vorbilder, denn sie:

Tab. 4.2: Facettenreicher Ausdruck

Schmetterlinge	Pflegende – in Sprache und Gespräch
wirken fröhlich	sind meist freundlich und charmant und damit »geschützt«
wirken spielerisch	wählen geschickt stimmige Worte und Gesten
schillern in allen Farben	schwingen sich auf jeden Gesprächstypen ein
stecken mit ihrer Leichtigkeit irgendwie an	charismatisch, lockern »schwere Momente« auf

Tab. 4.2: Facettenreicher Ausdruck – Fortsetzung

Schmetterlinge	Pflegende – in Sprache und Gespräch
wirken glücklich	bringen Menschen zum Durchatmen und Lachen
genießen jede Blume	sind aktive, souveräne Gesprächspartner

Angeregt durch viele Teilnehmende in Seminar- und Trainingssituationen entstand nach und nach ein leicht einprägsames Reflexionsbild, das Orientierung in den Basisthemen der bewussten Kommunikation gibt: Papillon – der Schmetterling. Er vereint auf einen Blick grundlegende Kommunikationsaspekte, die für den Aufbau von Gesprächs- und Sprachkompetenz wesentlich sind:

a) die Bedeutung und Qualitäten der eigenen inneren Haltung,
b) die Bedeutung und Qualitäten des sprachlichen Ausdrucks,
c) Kompetenz und Schutz durch Bewusstseinserweiterung,
d) Impulskraft und Wechselwirkung von innerer Haltung und sprachlichem Ausdruck.

Gesprächskompetenzen entfalten sich durch bewusstes Üben und die dazugehörige Reflexion nach einem Gespräch. Das Bewusstsein erweitert sich, Erfolge werden sichtbar, Niederlagen erklärbar und Professionalität (▶ Tab. 4.2) im Gespräch steigt an. Der Schmetterling erleichtert Ihnen die Reflexion von geführten Gesprächen für sich selbst, zu zweit oder auch in einem Team in einer Fallsituation. Was war gut, was ist mir nicht gelungen, was habe ich möglicherweise ausgeblendet, auf was habe ich gut oder auch zu stark reagiert? Das Bild spiegelt leicht die Gesprächsmuster und das Sprachverhalten des Gesprächsführenden wider, gibt Hinweise auf Kommunikationsmerkmale des
  Gesprächspartners, die entscheidende Auswirkungen auf Stimmungsbilder hatten.

4.1 Sprich, damit ich Dich sehe, Profi!

Sprache entsteht im Inneren des Menschen. Wie Luftblasen steigen Emotionen im Inneren auf, zeigen sich im inneren Bild, formen sich zu Gedanken und Worten und tauchen aus dem Unbewussten auf. Die gewählten Worte transportieren und präsentieren somit das »Innere« des Sprechenden. Spricht der Mensch jetzt, trägt er seine Gedanken, Bilder und Emotionen in sein Umfeld.

> Sprache ist eine Kraft, die im Inneren des Menschen aufsteigt. Worte und Gesten tragen diese Kraft in das Umfeld des Menschen und wirken dort vielfach weiter. Die Qualität der aufsteigenden Kraft ist dem Laien wenig bewusst. Der Profi ist wach und aufmerksam, er will diese Kraft lenken und erweitert sein Bewusstsein für die Wirkung von Gesten und Worten.

Beachten Sie, dass die in Ihnen aufsteigenden Gedanken vorrangig in Ihnen wirken. Die Emotionen und inneren Bilder nehmen Einfluss auf Ihr Wohlbefinden, auf Ihre Wahrnehmung und auf Ihre Handlungen im Außen. Da die Ausdruckskraft meist unbewusst aufsteigt, merken viele Menschen erst »nach dem Sprechen, was sie gesagt haben«.

> Geprägt durch eine innere Haltung drückt sich Sprache durch Worte und Gesten aus. Ganz gleich, ob beabsichtigt oder nicht, wirken sowohl positive als auch negative Aspekte als »einwirkende Kraft« im Gesprächspartner weiter. So liegt die Verantwortung für die Wirkung Ihrer gesprochenen Worte bei Ihnen selbst.

Der Dialog lebt zwischen zwei Menschen. Die Pflegekraft spricht, ein Angehöriger hört. Die Kollegin spricht, der Patient hört. So wirken die Worte und Gesten immer in beiden Dialogpartnern. Das Sprechen ist Ausdruck der aufsteigenden Kraft, das Hören ist das »Tor« für die einwirkende Kraft. Das Gesprochene wirkt im Hörenden weiter und löst dort Gedanken, innere Bilder, Emotionen und einen Reiz oder Impuls aus.

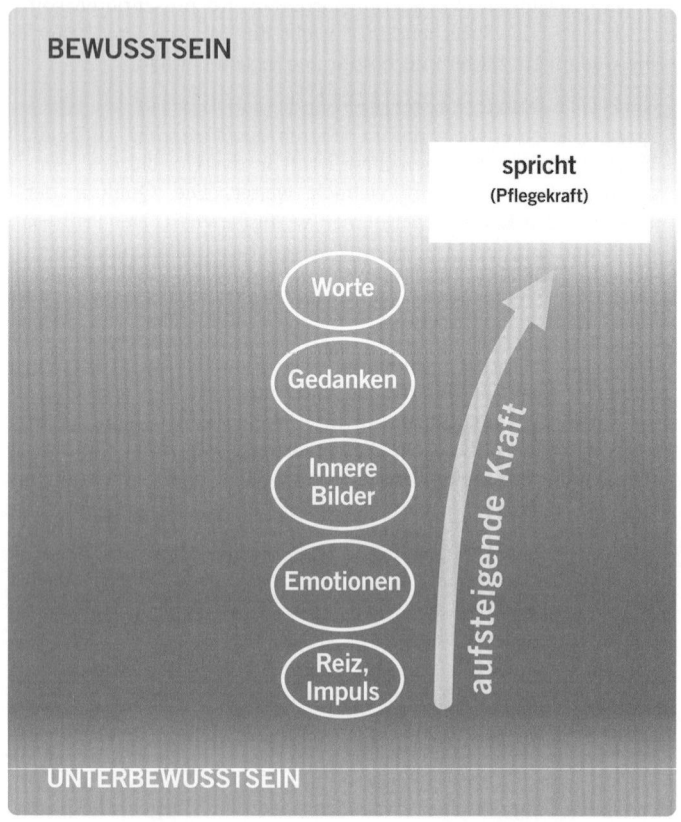

Sprache entsteht und wirkt im Inneren des Menschen

Abb. 4.1: Aufsteigende Kraft der Sprache (Ausdruck)

Der Mensch

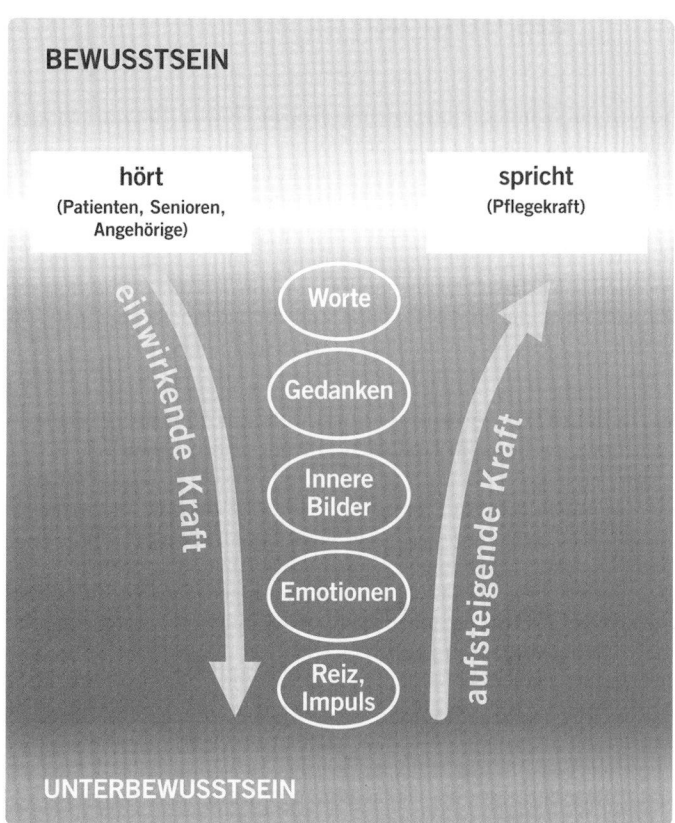

Sprache entsteht und wirkt im Inneren des Menschen

Abb. 4.2: Einwirkende Kraft der Sprache (Eindruck)

4.2 Zwei Flügel für den Schmetterling – zwei Kompetenzebenen für das Gespräch

So wie ein Schmetterling nur mit beiden Flügeln fliegen kann, so bilden innere Haltung und sprachlicher Ausdruck die Grundlagen für den Aufbau von Sprachbewusstsein und Gesprächskompetenz. Im Anforderungsprofil von Heilberufen genügt es nicht, nur »schön zu reden«. Die Haltungen und Stimmungsbilder, die Sie den Worten zugrunde legen, entfalten erst in Kombination die heilsamen Kräfte in Dialog und Gespräch. Erkunden Sie nun die Basisthemen, die Ihnen Orientierung für eigene Reflexionen vor oder nach Gesprächen im beruflichen Kontext geben.

a) Der linke Schmetterlingsflügel steht für eine professionelle innere Haltung im beruflichen Dialog und Gespräch

Der Grundhaltung im Gespräch kommt in Berufen des Gesundheitswesens eine besondere Aufmerksamkeit zu. Ein aufmerksamer Umgang mit Nähe und Distanz ist für den Sprechenden wichtig. Durch hohe emotionale Anforderungen im Umfeld ist es wesentlich, sich selbst im Blick zu haben und sich auch schützen zu können. So ist Mitgefühl ein wichtiger Aspekt, um Empathie im Gespräch anbieten zu können. Mitleid dagegen löst Qualitäten und Stimmungsbilder aus, die eher belasten und überfordern. Um diese und weitere Aspekte »im eigenen Inneren« wahrzunehmen, zu differenzieren und Einfluss darauf zu nehmen, ist es wesentlich, das eigene Befinden, die eigene innere Haltung zu reflektieren.

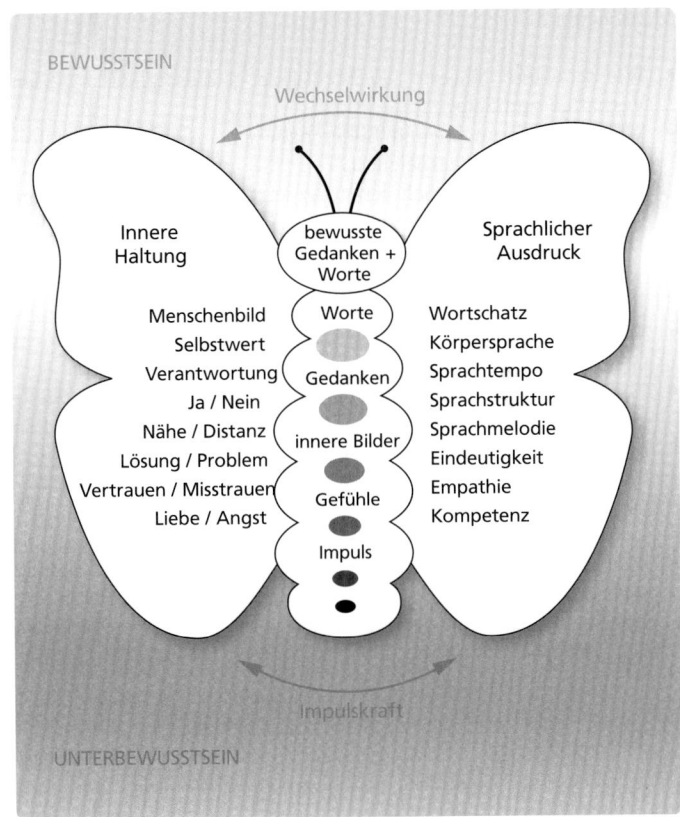

Abb. 4.3: Papillon – der Schmetterling im Gespräch

Menschenbild

- Wie sehe und bewerte *ich* Menschen grundsätzlich in ihrem Verhalten und Sein?
- Welche Erfahrungen und Bilder habe ich im Umgang mit folgenden Menschen gespeichert:
  - Ärzte/Angehörige/Schüler/Vorgesetzte/Alte Menschen/Junge Menschen/Kolleginnen usw.

Selbstwert

- Wie selbstbewusst und selbstsicher bewege *ich mich* in einem Gespräch?
- Zeige ich mich gerne? Spreche ich Menschen aktiv an? Stelle ich mich konkret vor? Fühle ich mich sicher im Dialog – gleich mit wem?

Verantwortung

- Bleibe *ich* verantwortungsbewusst, auch wenn es im Gespräch »schwierig« ist?
- Gehe ich manchen Gesprächen gerne aus dem Weg? Schicke ich gerne mal jemand anderen vor? Hoffe ich manchmal, dass mich jemand nicht anspricht?

Ja/Nein

- Trage *ich* ein Ja oder ein Nein für die momentane Situation und/oder den Menschen *in mir*?
- Lehne ich manche Menschen, manches Verhalten im Grundsatz ab? Sind mir sich wiederholende Fragen lästig?

Nähe/Distanz

- Finde *ich* ein gutes Maß an Nähe und Distanz für mich und (!) den anderen?

- Habe ich meine Gefühle im Blick? Kann ich die sachliche und emotionale Bedeutungswelt des anderen erfassen? Differenziere ich gut zwischen »mir und dir«?

Lösung/Problem

- Lenke *ich mein* Denken, Sprechen und Handeln eher in eine Lösung, Klärung oder tendiere *ich* in eine Problemorientierung?
- Wende ich mich gedanklich, emotional und verbal eher den Bedenken oder den Chancen zu? Belasten mich Widerstände oder wecken sie meinen Pioniergeist?

Vertrauen/Misstrauen

- Biete *ich* Menschen und Situationen eher mein Vertrauen und eine neue Chance an oder gebe *ich* dem Misstrauen *in mir* mehr Gewicht?
- Glaube ich an die Kräfte des anderen? Tendiere ich zum »Bedauern und Helfen«? Kann ich mich selbst ermutigen? Bewahre ich mir kreative Gedanken und »verrückte« Wege?

Liebe/Angst

- Bewege *ich mich* in der Gesprächssituation eher in Stimmungsbildern der Liebe oder tendiere *ich* mehr zu Stimmungsbildern der Angst?
- Gesichter der Liebe sind: Geduld, Nachsicht, Freude, Humor, Kraft, Mut, Menschlichkeit, Würde, Respekt, Achtsamkeit, Sanftmut, Güte, Echtheit, Fröhlichkeit, Zuwendung, Versöhnung.
- Gesichter der Angst sind: Ärger, Ungeduld, Ironie, Neid, Missgunst, Spott, Hektik, beleidigt sein, trotzen, schimpfen, lästern, Arroganz, Empörung, Hilflosigkeit, Überforderung, Erschöpfung.

b) Der rechte Schmetterlingsflügel steht für einen kompetenten sprachlichen Ausdruck im beruflichen Gespräch

In der Differenzierung liegt das Geheimnis.

Horch, was kommt von drinnen raus?

Je genauer Sie hinhören, je bewusster Sie Ihre Worte wählen, umso mehr Ausdruck verleihen Sie Ihrer sozialen, pflegerischen Kompetenz. Wenn Sie denken, entspricht dies einem geistigen Reden. Wenn Sie sprechen, denken Sie laut. So wird Ihr Inneres im Außen hörbar und sichtbar.

Wortschatz
Ich schöpfe aus einem reichen Wortschatz und wähle meine Worte dem Menschen und der Situation angemessen.

Körpersprache
Ich gebe den nonverbalen Signalen aller Anwesenden im Gespräch bewusst Aufmerksamkeit und achte auf Blickkontakt.

Sprachtempo
Ich lenke angemessen *meinen* Atem und *mein* Sprechtempo. *Meine* Aussprache ist gut verständlich.

Sprachstruktur
Ich ordne *meine* Sätze in Form und Inhalt. Mit klaren und vollständigen Sätzen biete *ich* meinem Gesprächspartner Struktur und Orientierung.

Sprachmelodie
Ich führe meine Stimmlage den Emotionen im Gespräch entsprechend. Tiefe Töne beruhigen, hohe Töne machen Menschen eher nervös.

Eindeutigkeit
Ich achte auf eine eindeutige Wortwahl und Sprache. *Meine* Aussagen sind im Gespräch klar, Orientierung gebend und vertrauensbildend.

Empathie
Ich fühle *mich* bewusst in die Bedeutungswelt meines Gesprächspartners ein und benehme *mich* dort respektvoll wie ein »Gast«. *Ich* fühle mich ein und bewahre mir dabei ein gesundes Maß an Distanz. Ich wähle *meine* Worte aufmerksam, den Gefühlen und Stimmungsbildern *des anderen entsprechend.*

Kompetenz
Ich biete Echtheit und Authentizität im Gespräch an. *Ich* reflektiere selbstkritisch *meine* Sprachmuster/-gewohnheiten und prüfe *meine* Absichten. *Ich* bleibe diskret und bin in der Lage, *mich* fachlich und menschlich angemessen auszudrücken.

c) Papillon – eingebettet in das Eisbergmodell

Eingebettet ist Papillon – der Schmetterling (vgl. Mantz 2016) in das von Sigmund Freud begründete Eisbergmodell. Es besagt, dass unser Unbewusstes weitaus mehr Raum einnimmt als unser Bewusstsein. Der Profi entwickelt zunehmend mehr Bewusstsein für sein eigenes Gesprächsverhalten und damit auch für seine Gesprächsführung. Er sensibilisiert sich für eigene unbewusste Denk- und Sprachmuster und nimmt aktiv Einfluss auf Stimmungsbilder und Gesprächsqualität im Kontakt mit anderen Menschen. Ein ansteigendes Bewusstsein bietet erweiterte Handlungskompetenzen.

d) Wechselwirkung und Impulskraft der Kompetenzebenen

Der Gesprächsprofi hat in anspruchsvollen Anforderungen stets die Qualitäten beider Flügel im Blick. Er weiß, dass die innere Haltung und der sprachliche Ausdruck Einfluss aufeinander nehmen. In der Praxis bietet der Pflegende damit bewusst gesundheitsfördernde Gesprächs- und Wortimpulse im Kontakt mit Patienten, Senioren und Angehörigen an. Diese wirken auch unbewusst weiter (Impulskraft: unangenehme oder angenehme Erinnerung an ein Gespräch).

Jetzt

*In dem Augenblick,
in dem man sich endgültig einer Aufgabe verschreibt,
bewegt sich die Vorsehung auch.*

*Alle möglichen Dinge,
die sonst nie geschehen wären,
geschehen, um einem zu helfen.*

*Ein ganzer Strom von Ereignissen wird in Gang gesetzt
durch diese Entscheidung.
Und er sorgt zu den eigenen Gunsten
für zahlreiche unvorhergesehene Zufälle,
Begegnungen und materielle Hilfe,
die sich kein Mensch vorher je so erträumt hätte.*

*Was immer du kannst,
oder dir vorstellst, dass du es kannst,
beginne es!*

*Kühnheit trägt Genius,
Macht und Magie in sich.
Beginne Jetzt!*

(Johann Wolfgang von Goethe)

5 Wortkino

Denn von den Gedanken nimmt die Seele ihre Farbe an.
(Mark Aurel)

Die Kraft der inneren Bilder steht jedem Menschen zu jeder Zeit zur Verfügung. Pflegende sind einem massiven Strom von belastenden Gefühlen und Lebenssituationen berufsgemäß ausgesetzt. Um diesen Anforderungen immer wieder mit wachem Geist (Verstand) und Menschlichkeit (Herz) zu begegnen, lohnt der Blick nach innen. Dort verborgen, gut behütet und immer bereit, liegen die Kräfte für Lösungen, Konzentration, Schutz und Gelassenheit. Je höher die Stressoren im Außen, umso hilfreicher sind kraftspendende Bilder im eigenen Geist und Gemüt. Finden Sie für diese aufbauenden Bilder entsprechende Worte, so werden diese durch Ihr Sprechen im Umfeld hörbar, spürbar und wirken dort positiv weiter. Innere Bilder der Kraft sind mächtig.

5.1 Einblicke in die Welten der Bilder, Worte und Sprachen

Neben subjektiven Erfahrungen und Bewertungen in der Kommunikation beschäftigen sich viele Experten mit der Bedeutung von Worten und Bildern. Die Wissenschaft bietet mehr und mehr konkrete Hinweise auf Ein- und Auswirkungen unserer Sprache auf unser Erleben und auf unser Wohlbefinden. Es lohnt sich, die eigenen Sichtweisen und Erkenntnisse zu erweitern.

5.1.1 Stimmen aus der Neurobiologie

»Innere Bilder – das sind all die Vorstellungen, die wir in uns tragen und die unser Denken, Fühlen und Handeln bestimmen. Es sind Ideen und Visionen von dem, was wir sind, was wir erstrebenswert finden und was wir vielleicht einmal erreichen wollen. Es sind im Gehirn abgespeicherte Muster, die wir benutzen, um uns in der Welt zurechtzufinden. Wir brauchen diese Bilder, um Handlungen zu planen, Herausforderungen anzunehmen und auf Bedrohungen zu reagieren. Aufgrund dieser inneren Bilder erscheint uns etwas schön und anziehend oder hässlich und abstoßend. Innere Bilder sind also maßgeblich dafür, wie und wofür wir unser Gehirn benutzen« (Hüther 2011, Buchrückseite).

5.1.2 Stimmen aus der Psychotherapie

Imaginationen, Träume und Märchen: die mit diesen Begriffen gemeinten Phänomene gehören eng zusammen. Es geht um das Reich unserer Phantasien, unserer mehr oder weniger bildhaften Vorstellungen, in denen sich unsere Sehnsüchte und unsere Wünsche, aber auch unsere Ängste und Sorgen spiegeln (Finke 2013, S. 21).

5.1.3 Stimmen aus der Welt des kreativen Schreibens

»Sprachbilder? Das sind Bilder, die nicht von einem Maler oder aus einem Fotoapparat kommen, sondern die mit Hilfe der Sprache gebildet werden. Diese Bilder werden im Gehirn des Lesers anders verarbeitet als nichtbildhafte Sprache. Nichtbildhafte Sprache wird nur in der Gehirnhälfte verarbeitet, die für das logische Denken zuständig ist – bildhafte Sprache hingegen setzt zugleich auch die Gehirnareale mit dem analogen Denken in Gang. Und hinterlässt deshalb einen tieferen Eindruck« (Winkler 2012, S. 7).

5.1.4 Stimmen aus Coaching, Training und Beratung

- Sind Sie schon einmal in Gedanken »mit den Wolken auf Reise« gegangen?
- Kennen Sie Situationen, in denen Sie schon einmal »wutentbrannt davonstürmen wollten«?
- Heißen Sie Gäste nicht gerne »herzlich willkommen«?

> »Mit Worten Bilder oder Bildhaftes zu erzeugen sind sprachwissenschaftlich der bildlichen Sprache oder den sprachlichen Bildern zugeordnet. Das visuelle Moment wird hervorgehoben. Dies gilt seit der Antike.«
> (Mahlmann 2010, S. 75)

5.1.5 Stimmen aus der Wissenschaft

Die Macht der wirkungsvollen Worte:

> »Worte – die scheinbar harmlosen und für die meisten so selbstverständlichen Bestandteile unserer tagtäglichen Sprache – können eine immense Wirkung entfalten. Sie öffnen die Türen und die Herzen der Menschen ebenso, wie sie tiefe Wunden reißen und riesige Mauern aufbauen. Sie zerstören Beziehungen oder besiegeln Karrieren. Einzelne Wörter können schlagartig eine geradezu schicksalhafte Wirkung entfalten. Oder wie Mark Twain schon sagte: »Der Unterschied zwischen dem richtigen Wort und dem fast richtigen, ist wie der Unterschied zwischen einem Glühwürmchen und einem Blitzeinschlag.«
>
> In Studien an der Universität Jena, in denen mittels bildgebenden Verfahren die Wirkung gehörter Worte im Gehirn erforscht wurde, haben es bestätigt: »Worte, wie z. B.: quälend, zermürbend oder plagend alarmieren das Schmerzzentrum im Gehirn ebenso wie spitze Nadelstiche«, berichtet Dr. Thomas Weiß, der als verantwortlicher Psychologe diese Studie leitete.

Das menschliche Gehirn verarbeitet negative Worte mit der gleichen neuronalen Reaktion wie beim körperlichen Schmerz.

»Insofern wird klar«, so Clemens Knobloch, Professor für Sprachpsychologie der Universität Siegen, »dass in unserer Gesellschaft die Sprache eines der wirkungsvollsten aber auch gefährlichsten Instrumente ist, mit denen wir Menschen ausgestattet sind«.

Doch auch wenn diese Zusammenhänge nun wissenschaftlich bestätigt wurden – so richtig überraschend sind diese Erkenntnisse nicht. Jeder von uns hat es sicher schon am eigenen Leib verspürt, wie schmerzhaft verletzend abfällige, boshafte oder auch einfach nur unbedachte Äußerungen von Mitmenschen sein können. Ebenso haben wir alle auch schon die angenehme und wohltuende Wirkung eines tröstenden und aufbauenden Zuspruches erlebt.«

(Bernd Holzfuss am 04.05.2012 in: Wirkkommunikation; Wörter fügen Schmerzen zu)

Psychologen zeigen, wie verbale Reize unser Schmerzgedächtnis aktivieren:

»Achtung, jetzt piekst es gleich.« Nach dieser Ankündigung kann es einem beim Arzt mulmig werden. Und sobald die Nadel der Spritze die Haut berührt, ist der stechende Schmerz auch schon deutlich zu spüren. »Nach einer solchen Erfahrung reicht es bei der nächsten Impfung schon aus, sich allein das Bild der Nadel ins Gedächtnis zu rufen, um unser Schmerzgedächtnis zu aktivieren«, weiß Prof. Dr. Thomas Weiß von der Friedrich-Schiller-Universität Jena.

Wie der Psychologe und sein Team jetzt erstmals in einer Studie zeigen konnten, sind es jedoch nicht nur schmerzhafte Erfahrungen, die das Schmerzgedächtnis alarmieren. »Auch verbale Reize führen in den entsprechenden Hirnarealen zu einer Aktivierung«, so Prof. Weiß. Sobald wir Wörter hören wie »quälend«, »zermürbend« oder »plagend«, werden im Gehirn genau die Regionen aktiviert, in denen wir Schmerzen verarbeiten. Das konnten die Psychologen der Uni Jena mit Hilfe der funktionellen Magnetresonanztomografie (fMRT) beobachten. In ihrer Studie haben sie untersucht, wie gesunde Probanden Wörter verarbeiten, die mit dem Empfinden von Schmerzen assoziiert sind. Um auszuschließen, dass die Reaktionen allein auf einem negativen Affekt beruhen, bekamen die Studienteilnehmer neben den Schmerz-Wörtern auch andere negativ besetzte Worte – etwa »angsteinflößend«, »widerlich« oder »eklig« – zu hören.

»Wir haben den Probanden dabei zwei Aufgaben gestellt«, erläutert Maria Richter, Doktorandin in Weiß' Arbeitsgruppe. »In einem ersten Versuch ging es darum, dass sich die Versuchspersonen zu den Wörtern eine schmerzhafte Situation vorstellen«, so die Jenaer Psychologin. Bei der zweiten Aufgabe hörten die Probanden die Wörter, während sie durch eine Denkaufgabe abgelenkt wurden. »In beiden Fällen haben wir eine deutliche Aktivierung der Schmerzmatrix im Gehirn durch die schmerz-assoziierten Wörter festgestellt«, so Maria Richter. Andere negativ besetzte Wörter aktivierten diese Regionen dagegen nicht. Auch bei neutralen und positiv besetzen Wörtern ließen sich keine vergleichbaren Aktivitätsmuster feststellen.

»Diese Befunde zeigen, dass allein schon Worte unser Schmerzgedächtnis aktivieren können«, macht Prof. Weiß deutlich. Dass wir schmerzhafte Erfahrungen in unserem Schmerzgedächtnis speichern, sei biologisch sinnvoll, da es uns ermöglicht, schmerzenden Erlebnissen, die potenziell eine Bedrohung für Leib und Leben sind, künftig aus dem Wege zu gehen. »Unsere Ergebnisse legen jedoch zusätzlich nahe, dass verbalen Reizen eine bisher unterschätzte Bedeutung zukommt«, so Weiß. So stellt sich für die Psychologen nun vor allem die Frage, welche Rolle die verbale Auseinandersetzung mit Schmerzen für Patienten mit chronischen Schmerzen spielt. »Diese Patienten sprechen sehr häufig über ihr Schmerzempfinden, etwa mit ihrem behandelnden Arzt oder dem Physiotherapeuten«, sagt Maria Richter. Möglicherweise verstärkten diese Gespräche die Aktivität der Schmerzmatrix im Gehirn und führten so zu einer Verstärkung der empfundenen Schmerzen. Dies wollen die Psychologen der Jenaer Universität nun in einer weiteren Studie klären.

Bis diese Ergebnisse vorliegen, könne es jedenfalls nichts schaden, nicht zu häufig über Schmerzen zu reden. Dann ist vielleicht auch die nächste Spritze nicht mehr so schmerzhaft.«

(Pressemitteilung der Friedrich-Schiller-Universität Jena vom 26.03.2010, https://idw-online.de/de/news362003)

5.2 Sprachbilder – Das Bild im Wort, das Kraft kostet

Gelassenheit ist eine anmutige Form des Selbstbewusstseins.
(Marie von Ebner-Eschenbach)

Worte lösen Bilder, Gefühle und auch Handlungsimpulse im Menschen aus. Begutachten Sie folgende Bilder, die manche Beteiligten Kraft kosten und den Sinn der ursprünglichen Absicht völlig verdrehen. Es sind typische Redewendungen aus der Pflegepraxis, gut gemeint, oft nicht gut in Pflegehandlungen umgesetzt und zu wenig kritisch reflektiert. Bitte betrachten Sie alle folgenden Sprachbilder auch mit Humor und Abenteuergeist, denn Bilder sind wunderbare Möglichkeiten, mehr Bewusstsein in die Sprachgewohnheiten der Pflegepraxis zu bringen. Gleichen Sie die Aussagen, das zugehörige Bild und Ihre Erfahrungen aus der Praxis miteinander ab und prüfen Sie für sich persönlich oder auch gemeinsam im Team mögliche Sprachvarianten.

5.2.1 »Übergabe am Bett«

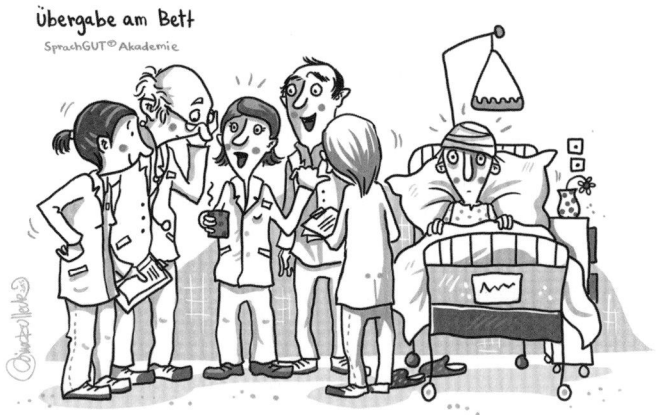

Abb. 5.1: Sprachbild »Übergabe am Bett«

Die Übergabe am Bett ist eine patientenorientierte Entscheidung und eröffnet dem Pflegeteam die Möglichkeit zum persönlichen Dialog mit der Patientin. Ziel ist, die Patientin in den Genesungsprozess einzubeziehen und den zwischenmenschlichen Kontakt zusätzlich zu pflegen. Das Bild macht wortgetreu die Handlungsimpulse sichtbar. Die Autorin bietet im Folgenden mögliche Sprachvarianten an. Sie dienen der Diskussion und Reflexion und stellen keinesfalls eine »Ersatzalternative« dar. Manche Begriffe sind standardisierte Pflegefachbegriffe, die sich nicht einfach austauschen lassen, jedoch geben Sie sicherlich Anlass zur kritischen Reflexion, wenn die gewünschten Ergebnisse nicht umgesetzt werden, und es regt den Geist an, eigene Ansprüche und Handlungsmuster neu zu definieren.

Innewohnendes Sprachbild

Die Übergabe findet am Bett des Patienten statt. Der Dialog mit dem Patienten entfällt oder ist nebensächlich. Entsprechend fühlt sich der Patient: nebensächlich.

Mögliche Sprachvarianten:

✓ Übergabe im Dialog mit Patienten
✓ Dienstübergabe mit dem Patienten
✓ Übergabedialog Patient und Pflegeteam
✓ Pflegeteam und Patient übergeben sich (haha)
✓ Übergabe mit dem Patienten
✓ Patient und Team im Pflegedialog (Übergabe)

Weitere Sprachimpulse erwünscht, denn alles beginnt mit einer Idee:

5.2.2 »Auf Glocke gehen«

Innewohnendes Sprachbild

Die Glocke spielt die Hauptrolle im Denken, Sprechen und Handeln der Pflegenden. Das Geräusch muss weg. Der Patient mit seinen Belangen ist auch in diesem Sprachbild eher nebensächlich. In der echten Praxis eine typische Szene. Schüler werden gerne »geschickt«. So lernen Sie frühzeitig, dass »Glocken und Klingeln« weniger eine Möglichkeit für den Patientendialog sind, sondern lästige, nicht besonders beliebte »Zwischenfälle«.

Mögliche Sprachvarianten:

✓ »Lara, bitte sieh nach, wer klingelt.«
✓ »Es klingelt. Schaust du bitte, welcher Patient das ist?«

- ✓ »Jemand braucht Hilfe, bitte sieh nach, wer läutet.«
- ✓ »Simone, schau bitte, was der Patient braucht.«
- ✓ »Ohh, die Glocke..., bitte frag' nach, was Frau Weber braucht.«

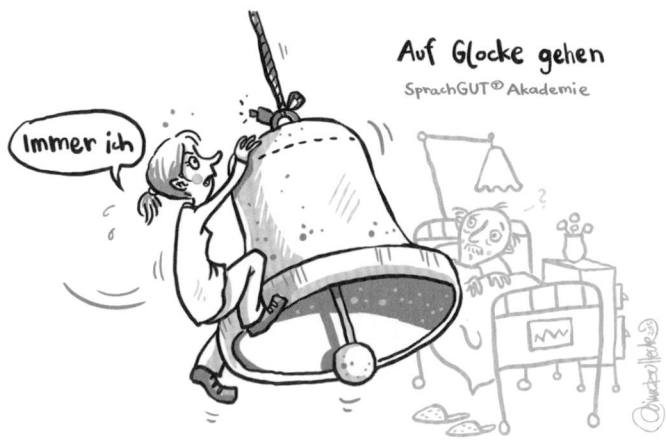

Abb. 5.2: Sprachbild »Glocke«

Weitere Sprachimpulse erwünscht, denn alles beginnt mit einer Idee:

5.2.3 »Das Röntgen hat angerufen«

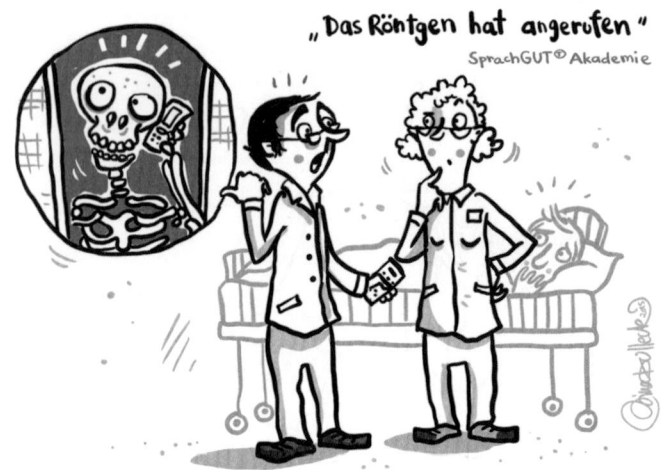

Abb. 5.3: Sprachbild »Röntgen«

Innewohnendes Sprachbild

Hier telefoniert die Röntgenabteilung. Von Menschen keine Spur. Das Sprachbild nimmt die Funktion und Sache auf. Es wirkt nüchtern, kalt und gruselig. Interessant: Röntgenabteilungen können in Wahrheit nicht telefonieren. Genauso wenig wie Apotheken, Krankenkassen, die Verwaltung oder der Transport. Küchen können sich auch nicht beschweren. Das Bild besagt: Achtung! Menschenfreie Zone.

Mögliche Sprachvarianten:

- ✓ »Susanne vom Röntgen hat angerufen.«
- ✓ »Die Kollegin vom Röntgen hat angerufen.«

- ✓ »Eine Mitarbeiterin aus der Röntgenabteilung hat angerufen.«
- ✓ »Ruf bitte die Kollegin im Röntgen an und frag nach...«
- ✓ »Sag' mal, wir telefonieren so oft miteinander. Wie heißt du eigentlich?«

Weitere Sprachimpulse erwünscht, denn alles beginnt mit einer Idee:

5.2.4 »Einen Toilettengang machen«

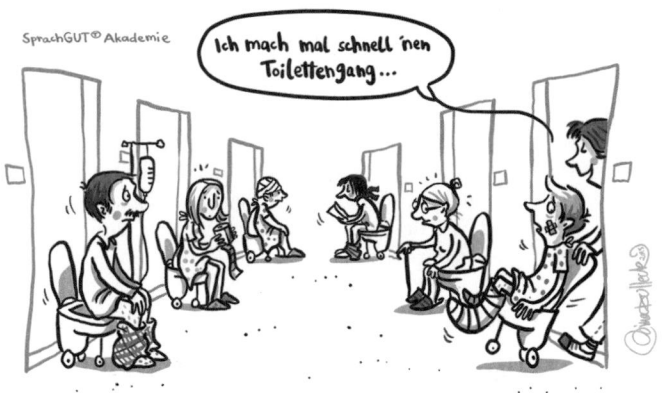

Abb. 5.4: Sprachbild »Toilettengang«

Innewohnendes Sprachbild

Toiletten spielen hier die Hauptrolle. Sie sind so wichtig, dass ein »Gang« daraus wird. Auch hier scheint der Patient nicht so wichtig zu sein, im Vordergrund steht wohl, was er jetzt »machen soll«. Um etwas Zeit zu sparen, geht das ganze Prozedere zügig über die Bühne. Hier sind energische Pflegekräfte erwünscht oder auch wieder mal Schüler, die geschickt werden.

Mögliche Sprachvarianten:

Hinweis der Autorin: Hier ist ein differenziertes Sprechen wesentlich. Es gibt keine neue Standardlösung. Diskutieren Sie im Team die Möglichkeiten.

- ✓ »Ich begleite Sie in Ihr Zimmer.«
- ✓ »Ich gehe mit Frau Schneider in ihr Zimmer.«
- ✓ »Ich übernehme heute die Patientenrunde.« (Definition im Team)
- ✓ »Wer schaut nochmal nach allen Patienten?«
- ✓ »Ich gehe/begleite/bringe die Bewohner zur Toilette.« (Diskretion beachten)

Weitere Sprachimpulse erwünscht, denn alles beginnt mit einer Idee:

> Die Worte »Toilette, Schüssel, Bettpfanne, Schieber« gehören grundsätzlich in einen diskreten Rahmen. Auf dem Flur, bei offenen Türen laut gesprochen oder gerufen, verletzen sie die Intimsphäre und Würde eines jeden Menschen. Schamgrenzen werden heftig überschritten!

5.2.5 »Keine Zeit!«

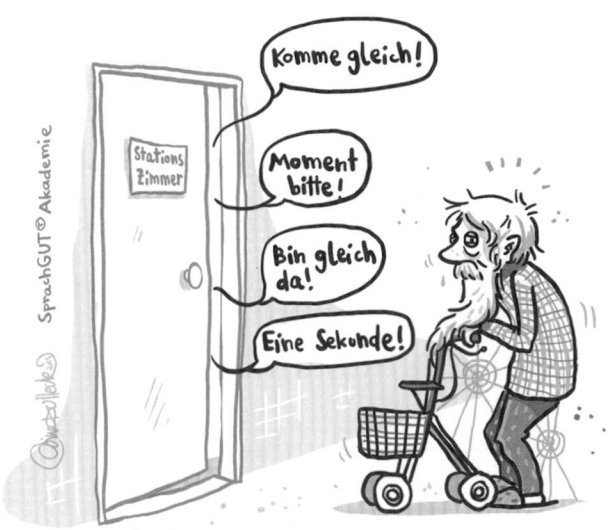

Abb. 5.5: Sprachbild »Zeit«

Innewohnendes Sprachbild

Zeit als kostbares Gut für jedermann. Die Uhr tickt für jeden gleich, die gefühlte Zeit erlebt jeder auf seine Weise. Für Pflegende rast oft die Zeit, »Keine-Zeit-Aussagen« wirken »daher geredet« und sind selten ernst zu nehmen. Tja, die Hoffnung stirbt zuletzt. Der Senior oder Patient bekommt in keiner der Aussagen Orientierung und auch keinen Menschen zu Gesicht. Die zeitliche Angabe bleibt willkürlich. Der Bart wird immer länger, die Spinne webt ihr Netz. Das kann dauern. Nur etwas Geduld!

Mögliche Sprachvarianten:

Hinweis der Autorin: Auch hier ist ein differenziertes Sprechen wesentlich. Nutzen Sie Zeitangaben nur dann, wenn Sie sie sicher einhalten können. Eine weitere gute Möglichkeit ist es, Handlungen zu benennen. Diskutieren Sie im Team die Möglichkeiten.

- ✓ »Herr Bieber, ich telefoniere noch und komme danach zu Ihnen.«
- ✓ »Ich frage für Sie nach, Herr Bieber und gebe Ihnen am Nachmittag Bescheid.«
- ✓ »Bitte warten Sie, Herr Bieber. Ich bringe die Medikamente weg und bin dann für Ihre Frage da.«

Weitere Sprachimpulse erwünscht, denn alles beginnt mit einer Idee:

5.3 Sprachbilder – Das Wort im Bild, das Kraft spendet

> Ein freundlich Wort findet immer guten Boden.
> (Jeremias Gotthelf)

Auch folgende Worte lösen Bilder, Gefühle und auch Handlungsimpulse im Menschen aus. Begutachten Sie die sichtbar gemachten Bilder. Es sind Bilder, die Beteiligten Kraft spenden. Es sind weniger typische Redewendungen aus der Pflegepraxis. Gleichen Sie die Aussagen, das zugehörige Bild und die Bedürfnisse aus der Praxis miteinander ab und prüfen Sie Möglichkeiten der Anwendung.

5.3.1 »Ein gutes Wort schenken«

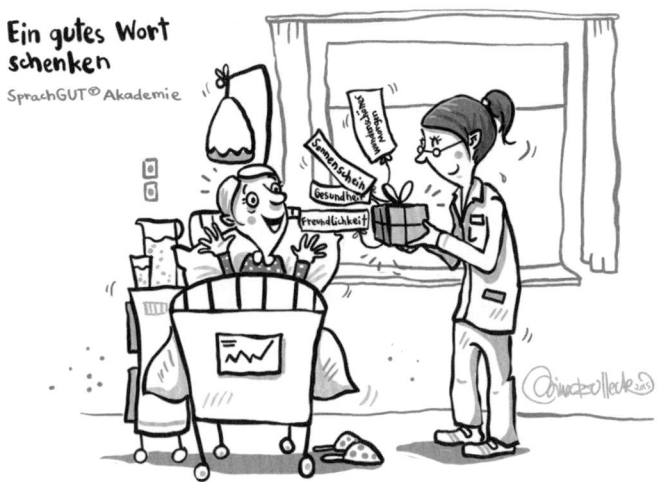

Abb. 5.6: Sprachbild »Gute Worte«

Innewohnendes Sprachbild

Ein gutes Wort zur rechten Zeit erfüllt den Menschen, tröstet, erheitert, weckt innewohnende Kraft, macht Mut, beruhigt, regt die Sinne an, lässt Augen strahlen, gibt Menschlichkeit, heilt, muntert auf, gibt Halt, ist persönlich, wärmt, nimmt Angst, lässt durchatmen, berührt, macht zufrieden, trägt Würde in sich, richtet auf, motiviert, ist persönlich, ist ein Geschenk, versöhnt, erfreut, weckt Lebensgeister, begeistert, macht Spaß, stärkt Lebensmut, ist ein Lichtblick, weckt gute Laune, »steckt an«, wirkt lange nach, weckt Vertrauen und macht Lust »auf mehr«.

5.3.2 »Ansteckend lachen«

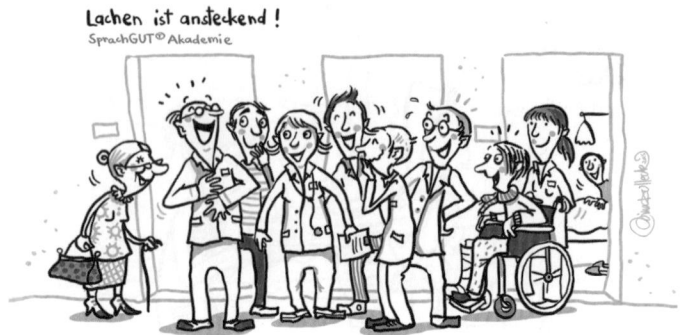

Abb. 5.7: Sprachbild »Ansteckend lachen«

Innewohnendes Sprachbild

Lachen weckt Lebensgeister, lässt tief atmen, macht fröhlich, vertreibt trübe Gedanken und Geister, produziert Glücksgefühle, macht glücklich, steckt an, erleichtert, entspannt, belebt, erheitert, lädt ein, macht Spaß, verbindet, nimmt Ängste und lindert Schmerzen.

Einmal Lachen ist so gesund wie 20 Minuten Joggen

> »Lachen ist gesund: Es lockert die Muskeln, befreit aufgestaute Emotionen, setzt Glückshormone frei. Kinder beherrschen diese Gefühlsäußerung am besten. Sie lachen laut wissenschaftlicher Untersuchung rund 400 Mal am Tag. Erwachsene lachen nur 15 Mal am Tag – viel zu selten, sagen Experten.«
> (Klimke 2008)

5.3.3 »Willkommen heißen«

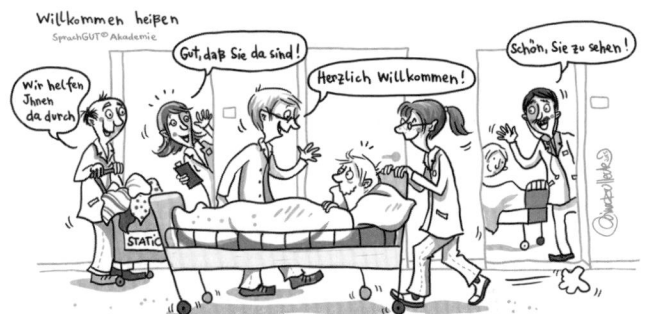

Abb. 5.8: Sprachbild »Willkommen«

Innewohnendes Sprachbild

Krank, hilflos, abhängig, ängstlich fragend – und dann: »Herzlich willkommen!« Ein Symbol für Leben, Freude, Kompetenz, Miteinander, Sicherheit, Vertrauen, in guten Händen sein, Menschlichkeit, gut organisiert, persönliches Interesse, Schutz, Ermutigung, Heiterkeit – WOW! Oder auch »Gott sei Dank«.

Der erste Eindruck zählt. Er ist selten zu korrigieren und nimmt maßgeblich Einfluss auf das weitere Verhalten und Erleben. Erfährt eine Patientin bei der Aufnahme zusätzlichen Stress, Unmut, Belastungsgefühle und Überforderung, verstärkt dies die Angst und Unsicherheit und nimmt natürlich Einfluss auf ihr Verhalten.

5.4 Sprache der Gesundheit und ihre innewohnende Kraft der heilsamen Bilder

Es gibt keinen Weg zum Frieden, denn Frieden ist der Weg.
(Mahatma Gandhi)

Lesen Sie bedacht folgende Wortwendungen und deren innewohnenden Sprachbilder. Beachten Sie das Bild, das in Ihnen entstehen und Emotionen in Ihnen wecken wird. Genießen Sie und lassen Sie sich »anstecken«. Auch langsames Vorlesen wirkt beruhigend und aufbauend. Wenn das Umfeld im Stress pulsiert, bleibt Ihnen im Inneren immer die Freiheit eines kraftvollen Bildes. Ausgelöst wird dieser Impuls durch die Worte, die diese heilsamen Bilder in sich tragen. Wenn Sie diese Worte, Redewendungen oder Satzimpulse in Ihr Sprechen mit aufnehmen, tragen Sie die wohltuenden Bilder weiter zu Menschen, in Zimmer, in Räume, in Gespräche …, dort werden sie weiter wirken. Viel Freude beim Lesen und Entdecken!

Gelassen reagieren
Feinheiten schätzen
Wertschätzend antworten
Einverstanden *sein*
Einfühlsam schweigen
Beruhigend einwirken
Behutsam berühren
Still genießen
Aufatmen
Gut sein lassen
Lebensgeschichten hören
Die Hand reichen
Aufmerksam sein
Geistreich sprechen
Heimat schenken
Halt geben
Gelassen reagieren

Einander achten
Klugheit schätzen
Sich behütet fühlen
Füreinander da sein
Den Funken Hoffnung schenken
Jemanden heimlich erfreuen
Sich anschmiegen
Beherzt *Ja* sagen
Vor Freude tanzen
Lebendig erzählen
Herzen bewegen
Zeit geben
Geh-DANKEN
Ein offenes Ohr haben
Respektvoll handeln
Friedvolle Nächte wünschen

Diskret sein
Freundlich miteinander sein
Fröhlich zwinkern
Charme versprühen
Von Innen leuchten
Willkommen heißen
Ein gutes Wort schenken
Schutz bieten
Menschlichkeit bewahren
Toleranz üben
Frohgemut sein
Fröhlich kichern
Lustig zwinkern
Wortschätze sammeln
Teamgeist pflegen
Augen leuchten lassen
Einander achten
Begabung leben
Talente entdecken
Verzeihen können
Die Hand reichen
Wunder erwarten
Ruhe bewahren
Bei sich sein
Kraft schöpfen
Kraft spenden
In Ehren halten
Frieden geben
Wohlwollen spüren
Wohlwollend ansprechen
Sich aufrichten
Blickkontakt pflegen
Den Augenblick genießen
Zwischen den Zeilen lesen
HIN-Hören
Bedacht Worte wählen
Im Stillen danken
Freude versprühen

Gesegneten Appetit wünschen
Die innere Stimme achten
Feinheiten schätzen
Freundlich miteinander sein
Wertschätzend antworten
Liebenswert sein
Dankend denken
Einverstanden *sein*
Lebendig erzählen
Lebensgeschichten hören
Die Vielfalt lieben
Charmant Türen öffnen
Begeistert erzählen
Mut machen
Klarheit schätzen
Umeinander wissen
Pioniergeist wecken
Innehalten dürfen
Ein inneres *Ja* finden
Die Wahl haben
Kreativität fördern
Aneinander glauben
Um die Wette strahlen
Aufmerksamkeit schenken
Innehalten
Miteinander atmen
Wissen wagen
Klugheit lieben
Mut zusprechen
Voller Bewunderung sein
Persönliches schützen
Mit Worten Brücken bauen
Glücksmomente genießen
In Würde stehen
Wortzauber entdecken

Nutzen Sie diese Sammlung der heilsamen Sprachbilder als »Spickzettel«. Wählen Sie pro Dienst oder dreimal in der Woche nur ein Sprachbild aus und füllen Sie es mit Leben.

Beispiel

Sie wählen »fröhlich zwinkern«. Nehmen Sie sich nun vor, dass Sie in der nächsten halben Stunde einen Menschen treffen oder finden, dem Sie fröhlich zuzwinkern. Dieser Mensch kann ein Besucher, ein Vorgesetzter, ein Patient, eine Seniorin, eine Kollegin, eine Schülerin oder auch Sie selbst sein, wenn Sie in den Spiegel schauen.

Hilfreiche Hinweise:

- ✓ Es kostet keine zusätzliche Zeit. Angestrengt oder grimmig gucken dauert eher länger.
- ✓ Das können Sie auch »heimlich« machen!
- ✓ Der Erfolg kommt direkt zu Ihnen zurück, bereiten Sie sich auf »nette« Menschen vor!

6   Humane Gesprächsführung

Sage nicht alles, was du weißt, aber wisse alles, was du sagst.
(Matthias Claudius)

Gesprächsführung ist eine hohe Kompetenz. Im Kontext des Gesundheitswesens dient diese Kompetenz der Begleitung, der Pflege und der Heilung kranker, hilfebedürftiger, sterbender Menschen und deren Angehörigen. Sich diese Fähigkeit, ein Gespräch mit allen Regeln dieser Kunst zu führen, anzueignen oder zu erwerben, erfordert von dem Lernenden:

- hohes Verantwortungsbewusstsein
- die Bereitschaft zu selbstkritischer Reflexion
- die Fähigkeit zu selbstkritischer Reflexion
- einen professionellen Umgang mit Nähe und Distanz
- absoluten Verzicht von Machtmissbrauch
- ein grundsätzlich positives Menschenbild bei Bedürftigkeit
- gut verankerte ethische Werte und Grundsätze
- Fähigkeit zu Mitgefühl und einfühlendem Verstehen
- ein stark entwickeltes Bewusstsein für das eigene Sprechen und Verhalten
- Rollenklarheit

Dies sind wichtige Grundlagen, um verantwortungsvoll mit den Gefühlen und mit dem Erleben abhängiger und in Not geratener Menschen in Würde und Respekt umzugehen. Einen Menschen im Gespräch zu öffnen, ist nicht so schwer. Mit den Gefühlen, mit dem Wissen, mit der Offenheit und dem Einblick in die intime Welt des Gesprächspartners gut und gesund umzugehen, ist eine viel größere Herausforderung, sprich, eine Fachkompetenz. Die Gefahr, den anderen zu kränken oder sich selbst zu wenig zu schützen, besteht immer wieder. Ziel in der Gesprächsführung ist es, dem Dialogpartner einen gedanklichen, emotionalen und verbalen Raum zu geben,

- Klarheit zu finden
- Orientierung zu finden
- sich emotional zu entlasten
- sich zu beruhigen
- sich verstanden zu fühlen
- Menschlichkeit zu erfahren
- emotionalen Halt zu finden
- durchzuatmen
- aufzuatmen
- sich gut aufgehoben zu fühlen
- Vertrauen in sich und das Umfeld zu finden

6.1 Ohren

Denn alles beginnt mit dem Hören
(Zitat aus dem Film: Wie im Himmel)

Beginnen Sie damit, Ihr Hören zu differenzieren:

hinhören, erhören, aufhören, aufhorchen, ein Ohr haben für ..., zwischen den Zeilen lesen (hören), reinhören, abhören, verhören, überhören, hellhören, weghören, zuhören

Michael Ende (2007, S. 15–16) erzählt in seinem Buch »Momo« treffend von der wundersamen Wirkung voller Zugewandtheit und menschlichem Interesse. Dem kleinen Mädchen Momo gelingt es mit großer Bescheidenheit und Schlichtheit, was für so viele Menschen ein Segen ist:

> »Was die kleine Momo konnte, wie kein anderer, das war: zuhören. Das ist nichts Besonderes, wird nun vielleicht mancher Leser sagen, zuhören kann doch jeder. Aber das ist ein Irrtum. Wirklich zuhören können nur ganz wenige Menschen. Und so wie Momo sich aufs Zuhören verstand, war es ganz und gar einmalig. Momo konnte so zuhören, dass dummen Leuten plötzlich sehr gescheite Gedanken kamen. Nicht etwa, weil sie etwas sagte oder fragte, was den anderen auf solche Gedanken brachte, nein, sie saß nur da und hörte einfach zu, mit aller Aufmerksamkeit und Anteilnahme. Dabei schaute sie den anderen mit ihren großen, dunklen Augen an und der Betreffende fühlte, wie in ihm auf einmal Gedanken auftauchten, von denen er nie geahnt hatte, dass sie in ihm steckten. Sie konnte so zuhören, dass ratlose oder unentschlossene Leute auf einmal ganz genau wussten, was sie wollten. Oder, dass Schüchterne sich plötzlich frei und mutig fühlten. Oder, dass Unglückliche oder Bedrückte zuversichtlich und froh wurden. Und wenn jemand meinte, sein Leben sei ganz verfehlt und bedeutungslos und er selbst nur irgendeiner unter Millionen, einer, auf den es überhaupt nicht ankommt und der ebenso schnell ersetzt werden kann wie ein kaputter Topf – und er ging hin und erzählte alles das der kleinen Momo, dann wurde ihm, noch während er redete, auf geheimnisvolle Weise klar, dass er sich gründlich irrte, dass es ihn genauso wie er war, unter allen Menschen nur ein einziges Mal gab und dass er deshalb auf seine besondere Weise für die Welt wichtig war. So konnte Momo zuhören!«

6.2 Hören öffnet Türen

Wenn Sie HIN-hören, öffnen Sie die Türen zu inneren Räumen des Menschen. Heilige Räume! Angekommen, werden Sie Entdeckungen machen. Ihr Gesprächspartner gewährt Ihnen sozusagen Einblick in die »Anderwelt«:

Gefühle, Bilder, Geschichten, Hoffnungen, Ängste – eine eigene Welt. Die Welt des anderen. Dies bedeutet eine hohe Verantwortung für Sie, denn es liegt nun in Ihrer Hand, angemessen, gut im Sinne des anderen mit dem Vertrauen umzugehen. Mit dieser Einladung sind Sie Gast.

6.3 Gast in der Bedeutungswelt des anderen

Stellen Sie sich die Geschichte Ihres Gesprächspartners vor, wie ein Haus, in das Sie gehen. Sie haben die Erlaubnis sich umzusehen, Eigenarten zu entdecken, Einblick in sehr persönliche und private Bilder und Erzählungen zu bekommen. Gast sein heißt, sich zu jeder Zeit in dem Haus (in dem Gespräch) des anderen mit Respekt, Anmut, Achtsamkeit und Würde zu verhalten und sich entsprechend zu äußern. Höchste Pflicht ist es, das anvertraute Wissen zu schützen, Diskretion zu üben und sich selbst mit eigenen Belangen und Erfahrungen zurückzunehmen. Missbrauchen Sie einmal das Ihnen entgegengebrachte Vertrauen, wird Ihnen der Mensch keines mehr geben. Gefühlter Verrat wirkt tief und geht unter die Haut. Missbrauch tut sehr weh und verschließt Menschen.

6.4 Empathie und aktives Zuhören

Das Vermögen, sich einfühlen zu können in die Bedeutungswelt des anderen, ist eine hohe Kompetenz der humanen Gesprächsführung. Wem es gelingt, wird zum Segen bedürftiger, in psychische und/oder physische Not geratener Menschen. Schritt für Schritt können Sie sich annähern. Das aktive Zuhören ist ein guter Weg, Empathie ausdrücken zu können.

1. Wenden Sie sich Ihrem Gesprächspartner mit Interesse zu, körperlich und geistig (mich interessiert deine/Ihre Geschichte, oder das, was im Moment wichtig scheint).
2. Wiederholen Sie mit eigenen Worten das, was Ihr Gesprächspartner erzählt (paraphrasieren).
3. Fassen Sie die Gefühle in Worte, die Ihr Gesprächspartner umschreibt, jedoch nicht konkret ausdrückt (Verbalisieren emotionaler Inhalte).

Beispiel

1. »Herr Brem, Sie beschäftigt doch etwas, oder? Sie sind heute so still.«
2. »Ah ja, Ihre Tochter kam viel später als vereinbart ...«
3. »Es geht gar nicht um den Ärger, dass sie sich nicht gemeldet hat, sondern Sie haben sich richtig Sorgen gemacht ...«

Das große Ziel des aktiven Zuhörens ist, dass Ihr Gesprächspartner sich verstanden *fühlt*. Das heißt nicht, dass *Sie* verstehen, warum er das fühlt oder ob Sie selbst ähnlich fühlen würden. Es geht einzig und alleine um das »sich angenommen und verstanden fühlen« des anderen. Warum ist dies so wichtig?

6.5 Bedeutung von Empathie

Wenn ein Mensch Empathie im Gespräch erfährt und es Ihnen gelingt, dass er sich verstanden fühlt, so wird er durchatmen oder aufatmen. Dann ist er in der Lage, sich zu beruhigen, wieder einen klaren Gedanken zu fassen, neu zu reflektieren, einen Lösungsschritt zu entdecken, Klarheit zu finden oder auch unterdrückte Emotionen fließen zu lassen. Immer dann, wenn der Mensch sich selbstbestimmt fühlt, angenommen fühlt oder einen schützenden Rahmen erfährt, erlebt er einen heilsamen inneren Impuls. Dieser drückt sich im inneren Erleben aus, formt Gedanken, Bilder und Emotionen, die helfen (siehe Geschichte von Momo von Michael Ende). An den Reaktionen Ihres Dialog- oder Gesprächspartners können Sie erkennen, ob ihm das Gespräch mit Ihnen guttut. Manchmal entspannen sich die Gesichtszüge oder ganze Muskelgruppen des Körpers. Manchmal beruhigt sich die Atmung, der Blick wird ruhiger. Die Hautfarbe wird rosiger, Falten auf der Stirn verschwinden und manchmal bekommen Sie auch direktes verbales Feedback. Nicht immer ganz eindeutig, jedoch in der Tendenz wie ein kleines Dankeschön:

- Na, vielleicht ist doch nicht alles so schlimm, wie ich dachte.
- Ah ja, so habe ich es noch gar nicht gesehen…
- Na, wenn Sie so fest an mich glauben…
- Ja, Sie verstehen mich. Gut, dann probiere ich das nochmal…
- Das tut gut zu hören…
- Ach so, ja, meinen Sie wirklich?
- Ach gut, dass Sie mich darauf aufmerksam machen.
- Ich bin ganz erleichtert, dass Sie das so gut verstehen können.

6.6 Das Geschenk: Impulskraft der Heilung

Wer gehört wird, wer sich verstanden fühlt, atmet durch. Es ist wie: »Ja, genau«. In diesem Moment bewegen sich für bedürftige, verzweifelte, in Emotionen gefangene Menschen innere Welten. Dem Aufatmen folgt ein Durchatmen.

- Bieten Sie, wenn es Ihnen Ihre Zeit, Ihre Kraft und Ihre Bereitschaft erlaubt, ein Klima der Anerkennung und Wertschätzung im Gespräch an.
- Pflegen Sie im Dialog eine innere Haltung der Akzeptanz für die Geschichte Ihres Gesprächspartners und verbünden Sie sich innerlich mit seinem lebens- und lösungsorientierten Willen. Auch dann, wenn seine Worte und Äußerungen noch nicht danach klingen.
- Bleiben Sie so echt wie möglich. Seien Sie in Ihren eigenen Gefühlen und Empfindungen so aufmerksam und authentisch wie möglich. Meiden Sie gespielte Souveränität sowie jede weitere »Maske«. Wenn Sie unsicher in Ihrer Antwort sind, sagen Sie: »Ich weiß nun gar nicht, was ich dazu sagen soll ...« Das ist absolut echt und in Ordnung.

6.7 Das Lernfeld und Ihre Lehrer

Die Pflegepraxis bietet täglich zahlreiche Möglichkeiten, Gesprächsführung anzubieten und auch zu üben. Gesprächsführung hat natürlich einen Platz im langen, oft geplanten und vorbereitenden Gespräch. Sie ist jedoch ebenso hilfreich im kurzen Dialog, in der kurzen, auch spontanen Begegnung mit:

- schwierigen Angehörigen
- anspruchsvollen Patienten
- eigenwilligen Senioren

- empörten Mitarbeiterinnen
- dominanten Kolleginnen
- energischen Vorgesetzten
- hilflosen oder verschüchterten Schülern
- ratlosen Gästen
- irritierten Fachkollegen

Für die Möglichkeit, dass Sie bisher diesen Menschen lieber spontan aus dem Weg gegangen sind, ist es Ihnen nun möglich, von dem Verhalten dieser Menschen zu lernen. Nutzen Sie jede erdenkliche »kritische« Dialogsituation, um Ihr Empathievermögen zu schulen, Ihre Gesprächskompetenz zu erweitern. Gehen Sie weg von der Verurteilung und Abwertung von Menschen und wenden Sie sich mit Interesse deren Verhalten zu:

1. Wie kann ich diesen Menschen erreichen?
2. Was bringt diesen Menschen zu diesem Verhalten?
3. Was passiert, wenn ich mich nicht abwende, sondern zuwende?

> Ein neues Denken führt zu neuem Handeln. Zu netten Menschen nett und zugewandt sein, ist keine Kompetenz. Das Gespräch führen, obwohl es »schwierig« oder unangenehm scheint, das ist Kompetenz.

6.8 Was Empathie nicht ist

Wenn Sie einfühlendes Verstehen in Worte fassen möchten, differenzieren Sie bitte folgende Aspekte. Manchmal ist die Verführung groß, in eine falsche Richtung im Gespräch zu gehen:

- negative Gefühle weg machen wollen
- Recht haben wollen

- Lösungen vorgeben
- es besser wissen
- floskelhaft reagieren: »Ja, das verstehe ich, aber...«
- den Redefluss des anderen unterbrechen
- trösten
- zu viel erklären
- beschwichtigen
- die Antworten vorwegnehmen

Das Ergebnis von diesen Aspekten ist meist ein Abbruch oder Stagnieren des Gesprächs. Das Aufatmen bleibt aus. Es kann zwar sein, dass Sie »Recht« haben, jedoch nutzt dies dem Gesprächspartner nichts, außer, dass er sich möglicherweise noch schlechter oder hilfloser fühlt als vorher.

6.9 Der Begründer – Carl Rogers

Carl Rogers ist eng mit dem Ausbau der Humanistischen Psychologie verbunden. Der von Rogers geschaffene klientenzentrierte Ansatz ist heute sowohl fester Bestandteil der Gesprächsführung im Rahmen von Therapiegesprächen als auch in der generellen Gesprächsführung der alltäglichen Arbeit mit Klienten, Patienten und deren Angehörigen. Der Ansatz besagt, dass der Klient selbst eine für sich stimmige Lösung in sich trägt und finden kann. Der Gesprächspartner hilft ihm, mit einem Klima von Wertschätzung, Akzeptanz und Echtheit, Kontakt zu diesen Lösungsansätzen bzw. Lösungsimpulsen in sich zu finden.

> »Die humanistische Bewegung in der Psychologie geht u. a. auf die Psychologen Abraham Maslow, Charlotte Bühler und Carl Rogers zurück, die 1962 gemeinsam mit anderen eine Gesellschaft für humanistische Psychologie ins Leben riefen. Im Mit-

> telpunkt der unter diesen Oberbegriff zu fassenden Therapieschulen steht die »humane Beziehung« zum Menschen.«
>
> (Wingchen 2009, S. 47)

Weitere Lehrer, die zum Teil auch Schüler von Carl Rogers waren, eng mit ihm zusammengearbeitet haben oder seinen Ansatz weiterentwickelt haben:

- Marshall Rosenberg
- Richard Bandler und John Grinder
- Virginia Satir
- Naomi Feil
- Nicole Richards
- Ruth Cohn

Carl Rogers beschreibt zum Thema Empathie sehr eindrucksvoll, wie grundlegend sich das innere Erleben eines Menschen von dem unterscheidet, was ein Beobachter wahrzunehmen glaubt (Wingchen 2009, S. 55):

> »Ein als schwierig beschriebener Junge wurde einem Psychologen vorgestellt. Das stille, sensible, einsame Kind hatte Angst vor anderen Kindern und sonderte sich immer mehr ab. Eines Tages konnte der Psychologe beobachten, wie der Junge allein im elterlichen Garten dem Lärm der spielenden Nachbarskinder lauschte. Er warf sich auf den Bauch, hämmerte mit seinen weißen Schuhen auf den Boden und erblickte einen Regenwurm. Er legte ihn auf eine Steinplatte, suchte einen scharfen Kieselstein und begann, das Tier in der Mitte durchzutrennen. Der Psychologe, dieses Verhalten registrierend, notierte: »übermäßig aggressiv oder sadistisch«, »man sollte ihm kein Messer in die Hand geben«, »man sollte ihm keine Haustiere anvertrauen«. Mehr zufällig bemerkte er, dass der Junge mit sich selber sprach. Das, was der Psychologe hörte, stellte seine Aufzeichnungen auf den Kopf! Das Kind sagte zu dem durchtrennten Wurm: ›Da, jetzt hast du einen Freund!‹«

6.10 Ein aufrüttelndes Wort zum Umgang mit »Demenz«

Meine Oma war noch »verkalkt«. Später stand in den Diagnoseblättern überall HOPS = Hirnorganisches Psychosyndrom. So nannten die diagnostizierenden Ärzte so ziemlich alles, was nicht in das normale Verhaltensraster passte, wenn sich also jemand »komisch« oder »daneben« benahm. Heute steht sehr häufig und gefühlt etwas »schnell« ein für viele Menschen sehr bedrohliches Wort: »Demenz«.

Aus langjähriger Praxiserfahrung weiß die Autorin um die komplexen Anforderungen im Umgang mit demenziell erkrankten Menschen. Bewusst geht sie nicht auf die Diagnose »Demenz« ein, sondern will für einen noch bewussteren und noch verantwortungsvolleren Umgang mit Sprache und Dialog mit alten und hochbetagten Menschen plädieren. Zu schnell und zu fahrlässig wird mit diesem Begriff »um sich geworfen«. Mahnend appelliert sie an alle Pflegenden:

> Riesige Wellen der Angst werden durch dieses Wort ausgelöst. Lawinen von Maßnahmen, Medikationen, hektischen Aktivitäten werden in Familien losgetreten. Am Ende weiß niemand wirklich, was gut ist, was hilft, was rettet, was beruhigt. Differenzialdiagnosen fehlen oft, Schubladen im Denken und Verhalten gehen viel zu früh auf: »Die ist dement.«, aha.

Zu individuell sind Lebensereignisse, Konstitutionen und Charaktermerkmale alter Menschen, um pauschale Diagnosen stellen zu können und einen pauschalen Umgang für die alten Menschen zu finden. Spätestens hier zeigt sich die Gesprächskompetenz für das Sprachbewusstsein, die Umgangskultur Pflegender, Ärzte und Therapeuten. Einen Arm gipsen, Wunden versorgen oder Körper pflegen ist ein Kinderspiel gegen die Kompetenz »wertschätzende und würdevolle Kommunikationen in besonderen, hilfebedürftigen und individuellen Lebenssituationen«. Jetzt geht es an das sogenannte Eingemachte: Emotionen, Emotionen und nochmal Emotionen. Pur, spontan, echt, und fordernd.

Im Zeitgeist des demografischen Wandels fordern sehr viele alte und sehr alte Menschen eine besondere Aufmerksamkeit in der medizinischen und pflegerischen Betreuung ein. Ob zu Hause als Angehöriger, in der ambulanten oder stationären Pflege, in Kliniken, Arztpraxen und Rehabilitationstherapien: Der alte, betagte Mensch ist allgegenwärtig. Er ist weniger oder gar nicht mehr in der Lage, das System »Gesundheitswesen« zu verstehen oder sein Verhalten in dieses zu integrieren. Er kann im Grunde nur hoffen, dass er es »überlebt« oder in die Obhut von Fachpersonal kommt, das in der Kommunikation für und mit alten Menschen geschult und trainiert (!) ist.

In Anlehnung an die Lehre von Carl Rogers und durch langjährige Praxiserfahrung der Autorin mit sehr alten und sterbenden Menschen sei dringlich darauf hingewiesen, dass

- nicht jeder alte Mensch, der sich »seltsam« verhält, auch gleichzeitig »dement« ist.
- kein einziger alter Mensch, der verwirrt oder geistig in anderen Realitäten lebt, »dumm« ist und bevormundet werden darf.
- weder ein junger, kranker noch ein alter (gesunder) Mensch, dessen Wahrnehmung aufgrund seiner langen Lebensjahre verlangsamt ist – ebenso sein Reaktionsvermögen –, das heutige Tempo von Ärzten, Pflegern und Betreuern auch nur im Ansatz »bedienen« kann.
- die Sprachen, der Berufsjargon und die Umgangsformen der heutigen »Pflege« für alte und sehr alte Menschen höchst befremdlich und verwirrend sind.
- alte und sehr alte Menschen (einsam) sterben, wenn sie sich verloren fühlen und Kommunikation wegbricht.
- der emotionale Körper alter und sehr alter Menschen höchst empfänglich ist, da der Geist ihn nicht mehr so streng kontrolliert. Sie fühlen alles, sie spüren alles.
- die Gnade für alte und sehr alte Menschen darin besteht, ihr Empfinden und Erleben so ausdrücken zu dürfen, wie es ihnen

noch möglich ist, auch, wenn es für Familie oder Umfeld im Pflegebereich widersprüchlich ist.
- alte und sehr alte Menschen auf dem Weg sind, unsere Erde zu verlassen. Wenn der Geist mit der Loslösung beginnt, begleiten die Menschen im Umfeld diesen Weg (Sterbeammen). Dies erfordert Respekt, Würde und Demut vor dem Leben und dem Sterben. Wer dies nicht in sich trägt oder nicht den Anspruch hegt, sich grundlegende ethische Werte zu erwerben, kann diese nicht an bedürftige Menschen weitergeben. Er möge dann, wenn irgend möglich, ein anderes Berufsfeld finden. Das System ist aufgefordert, eine Sterbekultur ausnahmslos einzugliedern und das medizinische und pflegerische Personal entsprechend zu fordern und zu bilden.
- erst wenn die eigene Mutter und der eigene Vater dem System »ausgeliefert« sind, Ärzte und Pflegekräfte die gesamte Tragweite von »Wortlosigkeit« und »übergangen werden« begreifen und erfassen können.
- eine menschenwürdige Kommunikation *nichts* mit Zeit zu tun hat, sondern mit Bewusstheit und Anspruch. Je näher der Tod ist, umso stärker wirken einzelne Worte und Gesten – die Verantwortung dafür ist niemals übertragbar.
- jedes Leitbild, in dem von Wertschätzung, Respekt und Würde die Rede ist, eine Farce bleibt, wenn Führungskräfte und Mitarbeiter, die mit alten und sehr alten Menschen in Kontakt sind, nicht in Kommunikationskompetenzen/Geriatrie nachhaltig geschult sind und zwar ganz gleich, ob das Personal darauf »Lust« hat oder nicht. Dies gilt auch für Ärzte und Therapeuten.
- jeder verbale und nonverbale Übergriff auf alte und sehr alte Menschen eine Verletzung der Menschenwürde darstellt.
- sich zu viel Personal im Gesundheitswesen von dem Verhalten alter und sehr alter Menschen gestört fühlt und den Abläufen im System Vorrang einräumt. Zu wenig Stimmen erheben sich dagegen – insbesondere in den eigenen Reihen. Die Opfer unter uns, die sich für besonders »gut« halten, mögen lernen, ihre Stimmen in direkter, konkreter und angemessener Form vor Ort erklingen zu lassen.

- es insbesondere in Kliniken sehr viel Pflegepersonal gibt, das noch nie eine Bildungsmaßnahme zugunsten der Pflege alter und sehr alter Menschen absolviert hat und
- Pflegende zu oft Symptome weiterer psychiatrischer Erkrankungen mit »Demenz« gleichsetzen (Depressionen, Angststörungen, Zwangserkrankungen usw.) und dies zu wenig selbstkritisch hinterfragt wird.

Stellen Sie sich die Kommunikation mit sehr alten, verwirrten Menschen wie eine Einbahnstraße vor. Sie kommen noch in die Bedeutungswelt des alten Menschen hinein – mit Worten, Bildern, Gedanken und Gefühlen. Er kann jedoch nicht mehr heraus. Er kann sich nicht mehr in Ihre Welt hineindenken oder sie begreifen. Deshalb werden alte Menschen einsam, wenn niemand mehr in ihre Gedanken- und Bedeutungswelt kommt! Nutzen Sie alle Kommunikationsformen, die Ihnen zur Verfügung stehen, um mit alten Menschen zu kommunizieren (▶ Kap. 3.4). Sie bauen damit für ihn eine Brücke in das Leben, ebnen ihm seinen Weg im Sterben und bieten ihm das, was uns alle vereint: Menschlichkeit.

> *Du und ich, wir sind eins. Ich kann dir nicht wehtun,*
> *ohne mich zu verletzen.*
> *(Mahatma Gandhi)*

Kommunikationshilfen für den Umgang mit alten und sehr alten Menschen

- Blickkontakt in *jedem* Dialog aufnehmen.
- Langsam und wenig sprechen.
- Kurze Sätze formulieren.
- Ein bis max. zwei Informationen in einem Satz geben.
- An Gestik und Mimik beobachten, ob die Aussage, Nachricht, Information angekommen ist und verstanden wurde.
- Auch mehrfache Nachfragen geduldig wiederholen.
- Sprechen Sie die Person immer mit Namen an.
- Situativ (!) den Vornamen, »Hausnamen« oder Kosenamen für eine Kontaktaufnahme nutzen. (Hausname ist der Name von Bauherren. Schmidts haben dieses Haus gebaut.

Fam. Bauer wohnt nun darin. Sie werden »bei Schmidts« genannt und benannt.)
- Vertraute Worte aus der Heimatsprache finden und aktiv in Sätzen nutzen.
- Gewohnten Dialekt im Dialog bevorzugen.
- Möglichst keine Abkürzungen oder Fachworte im direkten Dialog nutzen.
- Bewusste Begrüßungen und Verabschiedungen pflegen (Kontaktaufnahme).
- Die Hand reichen (nicht nehmen!) und warten, bis der Senior Ihnen auch die Hand reicht (Würde!).
- Alte Zitate und Sprichworte nutzen.
- Auf eine tiefe Stimmlage achten. Das Altersohr kann die hohen Töne schlechter oder gar nicht hören.
- Bitte dringend auf mögliche Hörgeräte achten. Ist die Batterie aufgeladen, ist das Hörgerät an, pfeift es?
- Ebenso dringlich auf Sehhilfen achten, die saubere Gläser haben und auch dem Zweck entsprechen (fern/nah sehen).
- Meiden Sie wann immer es geht Druck, Eile und stressauslösende Dialogsituationen.
- Lernen Sie, dass Schweigen mit alten Menschen sehr schön und tief sein kann. Manchmal hilft es, eine stille Minute nebeneinander zu sitzen und nichts zu sagen, um Beruhigung und Menschlichkeit zu bieten.
- Erklären Sie wenig, üben Sie sich in Akzeptanz, dass die Logik im hohen Alter keinen Vorrang mehr hat.
- Bieten Sie Sanftmut und oft auch Langmut in Situationen, in denen alte und sehr alte Menschen scheinbar unsinnige Dinge tun oder erzählen. Seien Sie sich sicher: Für ihn hat alles einen Sinn.
- Finden Sie ein inneres Ja für diese Lebenszeit mit all ihren Eigenarten. Wer sich darauf einlassen kann, erfährt Gnade und echtes Leben. Denn in dieser Lebenszeit spielt nur die Essenz des Lebens eine Rolle – keine Oberflächlichkeit mehr.

7 Mit heilsamen Worten pflegen

Ein freundliches Wort kostet nichts, und dennoch ist es das Schönste aller Geschenke.
(Daphne du Maurier)

Wortschatzkarten sind Trainingskarten, die Anregungen und Wortimpulse für einen reichen Wortschatz geben. Sie regen zur Diskussion im Team an, eröffnen Gelegenheiten, mit Patienten und Senioren auf neue Weise in ein Gespräch zu gehen, und fordern den eigenen Geist zum differenzierten Denken auf. Sprachkompetenz entsteht vorrangig durch Bewusstseinserweiterung und Training. Aspekte der Sprachwissenschaft bieten Ihnen eine leichte Möglichkeit, Worte zu erinnern und zu sammeln, und sie dann in die heutigen Sprach- und Gesprächsgewohnheiten einfließen zu lassen (vgl. Mantz 2016, Kap. 8). Erlauben Sie sich insbesondere bei der semantischen Wortschatzsammlung, dass sie spielerisch, leicht und durchaus individuell ist. Achten Sie bei allen Worten, die Sie sammeln, auf eine für Sie gute und wohltuende Wirkung. Die semantischen und morphologischen Wortbeispiele in den folgenden Übungen sind als Anregung zu verstehen und laden zu eigenen Ergänzungen ein.

Kurzerklärungen

Etymologie, die ursprüngliche Bedeutung von Worten

Griechische Philosophen fragten: »Wie kommen die Dinge zu ihrem Namen?« und ihre Beschäftigung mit diesen Fragen nannten sie *etymologia*: »Lehre von der wahren Bedeutung der

Wörter« (zu griech. etymos: wahr, echt und logos: Wort, Rede, Kunde; Vernunft). Seit der Antike hat sich die Etymologie tiefgreifend gewandelt; sie ist von einer philosophischen Betrachtung und oftmals nur geistreichen Spielerei zu einem Forschungszweig der historisch-vergleichenden Sprachwissenschaft geworden. (Duden 2007, Vorwort)

»pflegen« (etym.) = für etwas einstehen, sich für etwas einsetzen. (Duden 2007, S. 603)

Morphologie, die Wortfamilie

Worte, die eine gemeinsame etymologische Wurzel haben und nach Herkunft und Bedeutung zusammengehören, bilden eine Wortfamilie. Das Morphem wird definiert als »kleinste, bedeutungstragende Elemente der Sprache« (Willms 2013, S. 70). Den Wortschatz erweitern Sie, indem Sie mithilfe des Morphems neue Worte bilden. Im Wortbeispiel *wünschen* bieten sich durchaus bekannte Worte an:

Wortbeispiel »pflegen«: pfleglich, gepflegt, pflegen, Pflege, Pflegekraft, Pflegeeinrichtung, Gesichtspflege, Autopflege.

Semantik, das Wortfeld

Worte, die einen assoziativen Bezug herstellen und zu einem gleichen Sachgebiet gehören, werden dem Wortfeld zugeordnet.

Wortbeispiel »pflegen«: verwöhnen, achtsamer Umgang, aufpassen, kleiden, waschen, aufräumen, polieren, Großmutter.

7.1 Substantive

Bringen Sie den Schatz in den Satz.

7.1.1 Sanftmut

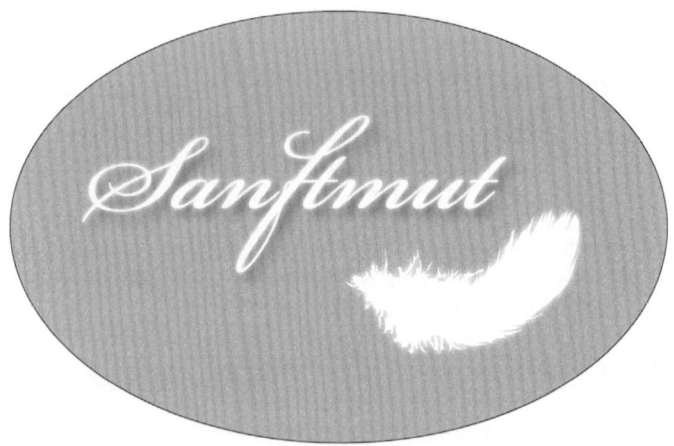

Etymologie: Ursprünglich klingt bei *sanft* »passen, sich schicken, sich vertragen, einig sein« aber auch »zu gefallen suchen« an. Es ist also von der Vorstellung des friedlichen Zusammenseins oder guten Zusammenpassens auszugehen. *Sanftheit* steht für »zart, leicht, weich, angenehm« und *Mut* bedeutet »nach etwas trachten, streben, für etwas gesinnt sein«.

Semantik: zart, behutsam, aufmerksam, beruhigend, fein, samtig, zärtlich, Feinsinn, einfühlsam.

Morphologie: sanft, *besänftigen*, unsanft, Sanftheit, *Mut,* mutig, *ermutigen*, Mut fassen, Mut tut gut, Übermut, vermuten.

Praxisrelevante Beispiele:

- »Frau Seitz, wie kann ich Sie *besänftigen*?«
- »Ich *ermutige* Sie, Herr Fellner, mit Ihrer Mutter viel zu laufen.«
- »Ja, fassen Sie *Mut* und sprechen Sie Ihre Tochter noch einmal an, Frau Kempf.«
- »Ich *vermute*, dass Angelika mit dieser Idee eine gute Absicht hatte.«

7.1.2 Frieden

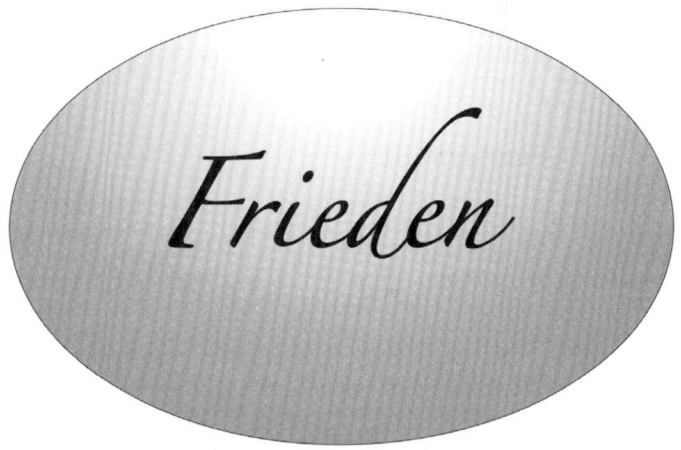

Etymologie: Ursprüngliche Wurzeln: »Schonung, Versöhnung, frei, Freundschaft, liebhaben, Freude, Befriedigung«. Im germanischen und alten deutschen Recht bezeichnete *Friede(n)* den Zustand der ungebrochenen Rechtsordnung als Grundlage des Gemeinschaftslebens, später auch im Sinne für »Waffenstillstand«. Eine weitere Bedeutung erfährt der Begriff als »innere Ruhe, Seelenfrieden« und entspringt der religiösen Sphäre in Zusammenhang mit dem biblischen »Frieden auf Erden«. Ebenfalls als »schützen, beruhigen, befriedigt, zufrieden« gebraucht.

Semantik: Glück, freiwillig, Gesundheit, Wohlstand, Freunde, Ruhe, behütet sein, Geborgenheit, Familie, Sinn finden, einen Beruf haben, Sicherheit, Schutz, beruhigt, behutsam, aufmerksam.

Morphologie: friedlich, befrieden, Zufriedenheit, friedvoll, friedsam, befriedigend, Befriedigung, *zufrieden* sein, einfrieden, Friedenspfeife, Friedensvertrag, Friedensangebot, Familienfrieden.

Praxisrelevante Beispiele:

- »Frau Dietz, wie kann ich Sie *zufrieden* stimmen?«
- »Ich will dir ein *Friedensangebot* machen, Sina.«
- »Lasst uns die Situation bitte *friedvoll* besprechen.«

7.1.3 Gelassenheit

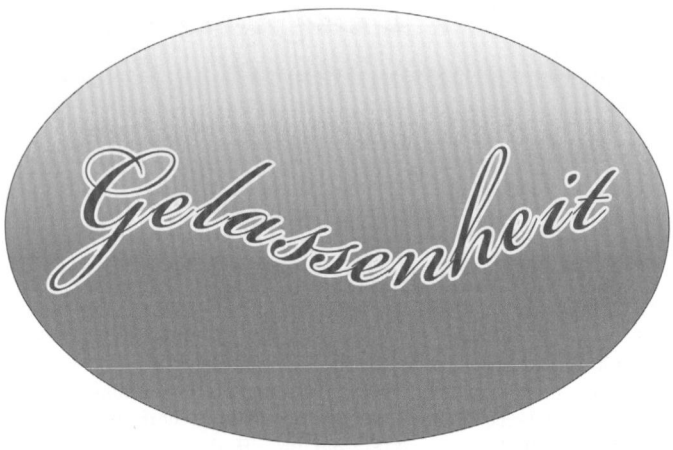

Etymologie: Ursprünglich bedeutet *gelassen* »ruhig, beherrscht, gleichmütig«. In der Sprache der mittelalterlichen Mystiker wurde darin eine Gottergebenheit (Einverständnis mit dem göttlichen Plan, der göttlichen Fügung) verstanden. Später etablierte sich die *Gelassenheit* im allgemeinen Sprachgebrauch als Ruhe in der Gemütsbewegung und wird heute auch in der Bedeutung von »etwas gut sein lassen, geschehen lassen« verwendet, wobei oftmals »loslassen, Lösung« mitschwingt.

Semantik: *Lösung,* souverän, standfest, Standkraft, zuversichtlich, Hoffnung, *glücklich,* positiv gestimmt, sicher, selbstbewusst, lösungsorientiert, Weisheit, vertrauen, mutig, neugierig, entspannt.

Morphologie: lassen, loslassen, lässig, *gelassen* sein, gut sein lassen, belassen, verlassen auf.

Praxisrelevante Beispiele:

- »Merle, bleibe bei dem Praxisbesuch ganz *gelassen*. Du bist gut vorbereitet.«
- »Frau Klemm ist ganz *glücklich*, dass Ihre Tochter heute angerufen hat.«
- »Ich hoffe, wir finden miteinander eine gute *Lösung,* Alexander.«

7.1.4 Zauber

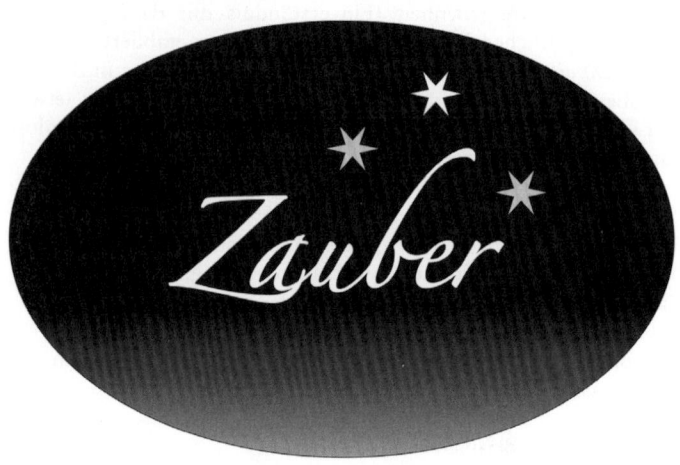

Etymologie: Von der Wortbedeutung her ist *Zauber* unklaren Ursprungs. Die altenglische Entsprechung *teafor* bezeichnet rote Farbe oder Rötel, was sich davon ableiten lässt, dass Zauberzeichen (Runen) mit roter Farbe versehen wurden. Im Mittelalter also rein auf den okkulten Bereich bezogen, erfuhr *Zauber* im modernen und aufgeklärten Sprachgebrauch eine dominierende Zusatzbedeutung im Sinne von »bezaubernd« oder »mit einem besonderen Zauber (Flair, Aura) umgeben«, »zauberhaft«.

Semantik: Überraschung, Leichtigkeit, Geheimnis, magisch, glitzern, kichern, strahlen, wundern, Faszination, staunen, erstaunlich, Märchen, märchenhaft, Sternschnuppe, Freude, kindlich, *wunderbar*.

Morphologie: Zauberhut, aus dem Hut zaubern, Zauberer, bezaubernd, zauberhaft, Zauberhände, Zaubermantel, Zauberstab, Zauberspruch, verzaubern.

Praxisrelevante Beispiele:

- »Die helle Bluse passt *wunderbar* zu Ihrem Rock, Frau Grimm!«
- »Guten Morgen Frau Kling. Kann ich Sie mit einem heißen Kaffee *verzaubern*?«
- »Es *fasziniert* mich, Marie, wie gut du mit Herrn Brunners Tochter umgehen kannst.«

7.2 Adjektive

7.2.1 Begabt

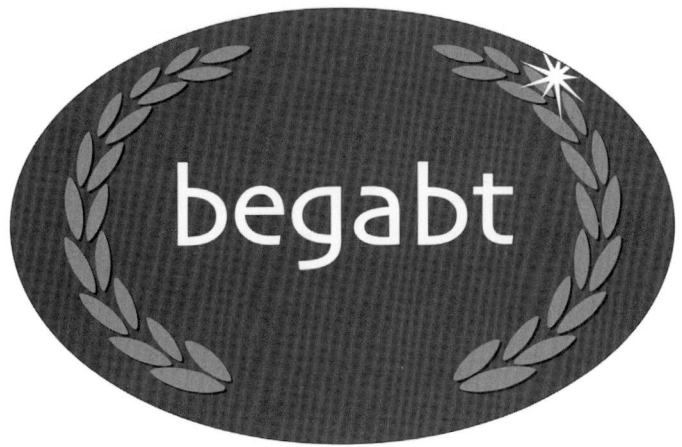

Etymologie: Im heutigen Sprachgebrauch wird *Gabe* außer im Sinne von »Gegebenes, Geschenk« auch in der Bedeutung von

»angeborene Eigenschaft, Talent« verwendet. Ursprünglich steht »begaben« veraltet auch für »mit Gaben, mit Fähigkeiten ausstatten«. Vor dem 18. Jhd. noch im Sinne von »Schenkung, Stiftung, Vorrechte« gebraucht, wird begabt seither als »befähigt, talentiert« verwendet.

Semantik: Talent, talentiert, Vermögen, Leichtigkeit, freiwillig, Geschick, ein Händchen für etwas haben, Hobby, Ausgleich, Freude, Muse, Spaß haben.

Morphologie: Begabung, Gabe, begabt sein, Begabungen fördern, begabt sein, Begabung leben.

Praxisrelevante Beispiele:

- »Frage doch Claudia, sie hat für Zeichnungen ein großes *Talent*.«
- »In unserem Team ist es uns wichtig, dass *Begabungen* und Stärken willkommen sind.«
- »Hat jemand bei uns *ein Händchen* für Pflanzen?«

7.2.2 Freiwillig

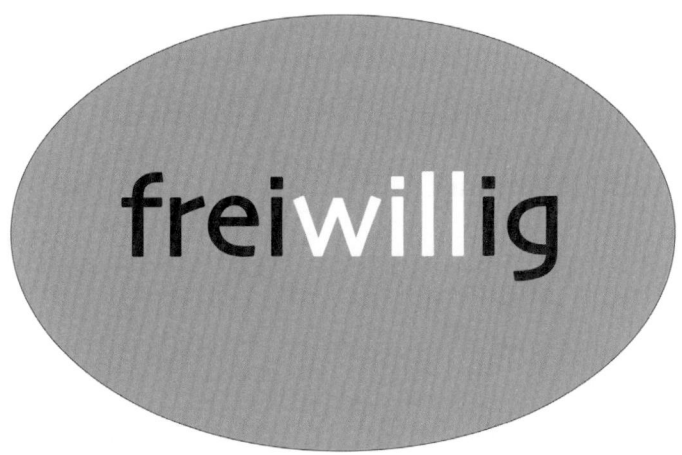

Etymologie: Ursprünglich bedeutet *frei* »schützen, schonen, gern haben, lieben, erwünschen«, es wurde aber auch im Mittelalter im Sinne von »vollberechtigt« (im Gegensatz zu den fremdbürtigen Unfreien, Unterworfenen) verwendet. Daraus ergibt sich der Gedanke der äußeren politischen wie der inneren geistig-seelischen Freiheit und die allgemeine Anwendung des Adjektivs im Sinne von »nicht gebunden, unbelastet, unabhängig«. *Willig* stammt aus der Wortgruppe *wollen, wählen, wünschen.*

Semantik: Lust, gerne machen, kreativ, innovativ, neugierig, Pioniergeist, *interessiert*, aktiv, aufmerksam, die Wahl haben.

Morphologie: Freiheit, Freiwilligkeit, frei sein, *ich bin so frei*, unfrei, willig, willens, Wille, Willenskraft, ich will, wenn du willst, guten Willen zeigen.

Praxisrelevante Beispiele:

- »Die Mentorenarbeit *interessiert* mich schon länger, du kannst heute gerne mit mir mitgehen, Xenia.«
- »Frau Meixner zeigt *guten Willen* bei den Mobilisationsübungen.«
- »Wir haben bei der Themenauswahl alle *Freiheiten*.«

7.2.3 Charmant

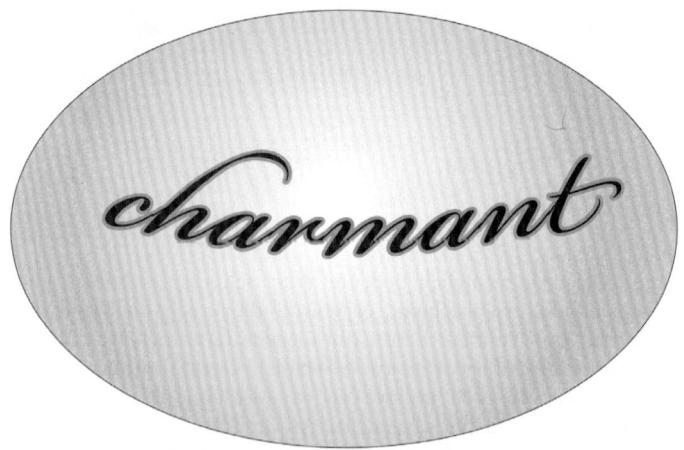

Etymologie: Das franz. Lehnwort bedeutet »anmutig, liebenswürdig, bezaubernd«, abgeleitet von *Charme* = »Anmut, Liebreiz, Zauber«. Dies wiederum basiert ursprünglich auf dem lat. *carmen* »Gesang, Lied, Gedicht«, aber auch »Zauberspruch, Zauberformel«, was sich im franz. *charmer* und als dessen Wurzel im spätlat. *carminare* »bezaubern« wiederfindet.

Semantik: nett, aufmerksam, feinsinnig, galant, Kavalier, umgarnen, Aufmerksamkeit schenken, behilflich sein, besonders, liebevoll, zugewandt, interessiert, höflich, Respekt, Schutz.

Morphologie: Charme, Charmeur, charmant.

Praxisrelevante Beispiele:

- »Das hast du wirklich *charmant* gelöst, Beate.«
- »Ich fand die Bemerkung von Herrn Wörners Tochter wirklich *charmant*.«
- »Inge mit ihrem *Charme* wird die alte Dame bestimmt beruhigen können.«

7.2.4 Geborgen

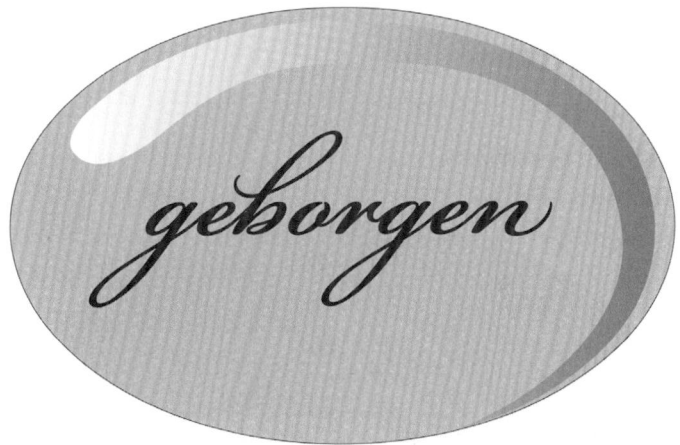

Etymologie: Das Verb *bergen* bedeutet »in Sicherheit bringen, hüten, bewahren«. Vom Wortursprung her klingt das Bild »auf einer Fluchtburg unterbringen, in Sicherheit bringen, verstecken« an. Auch die »Herberge« versinnbildlicht diese Vorstellung. *Geborgen* steht also für »in Sicherheit gebracht, behütet, sicher aufgehoben, frei von Gefahr«.

Semantik: beschützen, behüten, Schutz, aufpassen, liebevoll, weich, Menschlichkeit, diskret, Obhut, pflegen, hinwenden, behutsam, Zartheit, gut aufgehoben fühlen.

Morphologie: geborgen, Geborgenheit.

Praxisrelevante Beispiele:

- »Ihr Vater ist bei uns *gut aufgehoben*.«
- »Hat noch jemand eine Idee, wie wir Frau Weiss das Gefühl von *Geborgenheit* geben können?«
- »Bitte geh' mit Frau Bremers Bein noch sehr *behutsam* um.«

7.3 Verben

7.3.1 Klären

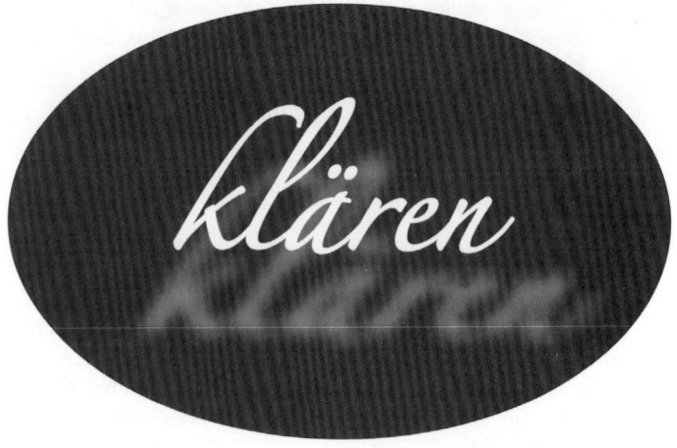

Etymologie: Ursprünglich bedeutet *klar* »hell, lauter, rein, glänzend, schön, deutlich« und geht auf lat. *clarus* »laut, schallend, hell, leuchtend, klar, deutlich, berühmt« zurück. *Klären* wird im Sinne von »klar machen, bereinigen« gebraucht. In Gesprächen ist *Klarheit* von großer Bedeutung, denn nur wer sich klar ausdrückt, wird auch verstanden. Menschen lieben Klarheit, selbst wenn es manchmal etwas an Mut bedarf, *klar* und deutlich zu sein oder Dinge zu *klären*.

Semantik: Wissen, Information, Orientierung, auflösen, Lösungen, hell, Licht, vertrauen, Fragen, Antworten, kommunizieren, ansprechen, nachfragen, entdecken.

Morphologie: Klarheit, geklärt, klar, klären, aufklären, erklären, glasklar.

Praxisrelevante Beispiele:

- »Ah, jetzt wird mir *klar*, warum dir das so wichtig war.«
- »Das Gespräch mit Dr. Schmitz wird Ihnen sicherlich mehr *Klarheit* bringen.«
- »Gut, ich *kläre* das und gebe Ihnen nach der Visite Rückmeldung.«

7.3.2 Träumen

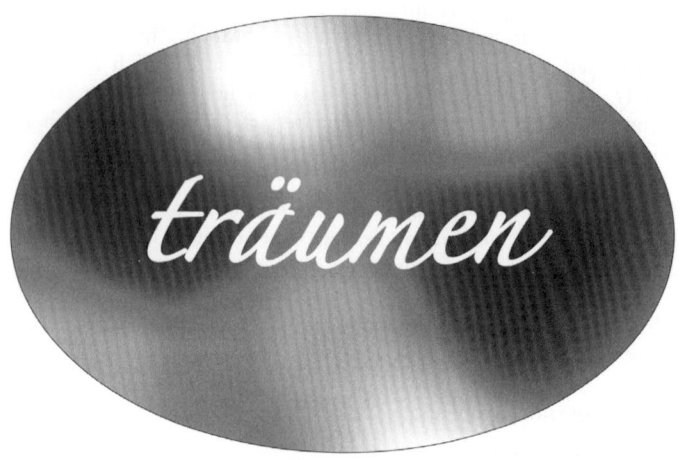

Etymologie: Ursprünglich gehört der *Traum* zur Wortgruppe »trügen«. Der Traum ist also ein Trugbild, der Träumer ein »weltfremder Mensch«, der sich selbst betrügt, während die Ableitungen *träumerisch* »versonnen« und *verträumt* »gedankenverloren« bedeuten. Erst im modernen Sprachgebrauch rückt das Verb *träumen* in die Nähe von »visionär schauen, eine konkrete Vision haben« (»I have a dream« von Martin Luther King) oder im Sinne einer Wunschvorstellung wie »ich träume vom Urlaub am Meer«.

Semantik: Phantasie, Idee, Gedanken schweifen lassen, kreativ sein, Bilder, losgelöst sein, Freude, Erinnerungen, Sehnsucht, sich sehnen, Pioniergeist, Abenteuer, Märchen, Geschichten, erfinden.

Morphologie: Traumtänzer, erträumen, verträumt, traumhaft, träumerisch, Traumkleid, Traumhaus, Traumreise, Traumfrau/-mann, Traumurlaub, Traum.

Praxisrelevante Beispiele:

- »Guten Morgen Frau Munz, Sie sehen ja noch ganz *verträumt* aus.«
- »Also, Jenny ist wirklich ein *Traum* von einer Schülerin.«
- »Na, Herr Freud, lassen Sie Ihre *Gedanken schweifen*?«

7.3.3 Aufblühen

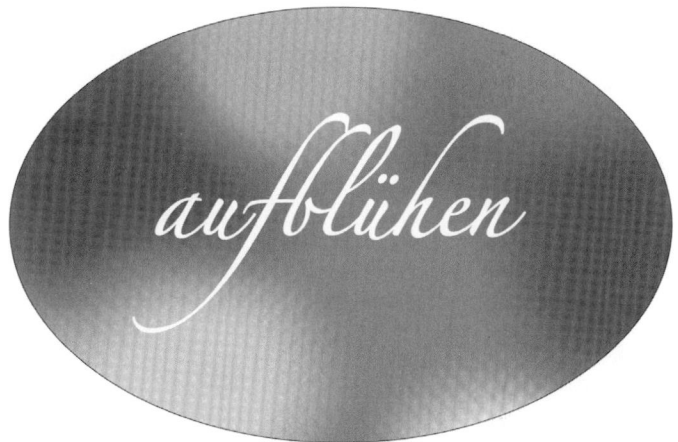

Etymologie: Ursprünglich gehört *blühen* zur Bedeutungsgruppe »schwellen, knospen«, ist also botanischen Ursprungs und mit »Blüte« und »Blume« verwandt, wie auch die lat. Bezeichnungen *flos* = Blume und *florere* = blühen zeigen. Die Vorsilbe »auf« verweist auf das Hervorbrechen aus der Erde und das Aufwärtsstreben von Pflanzen. Erst später erfuhr der Begriff »aufblühen« eine Bedeutungserweiterung im übertragenen Sinne von »sich positiv weiterentwickeln, entfalten, zu voller (innerer und äußerer) Schönheit gelangen.«

Semantik: wachsen, Wachstum, sprühen, sprudeln, Frühling, Sonne, bunt, strahlen, Gesundheit, Kraft, Lebensfreude, Neubeginn, durchstarten, aufstehen, sich recken und strecken, Leben spüren, Lebensgeister.

Morphologie: Blüte, aufgeblüht, blühen, aufblühen, Blütenpracht.

Praxisrelevante Beispiele:

- »Die Gesellschaft tut Frau Dehmel gut. Sie *blüht* mehr und mehr *auf*.«
- »Marco *strahlt* so viel Lebensfreude aus.«
- »Mal sehen, ob der Kaffee Ihre *Lebensgeister* weckt, Herr Zoll. Schönen guten Morgen!«

7.3.4 Loben

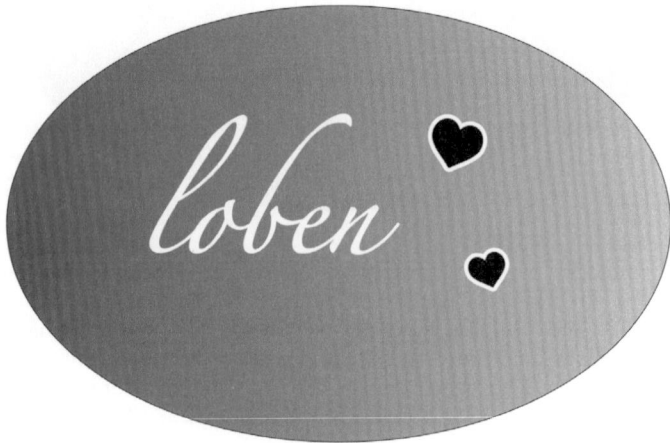

Etymologie: Vom Ursprung her gehört *loben* im Sinne von »für lieb halten, lieb nennen, gutheißen« zur Wortgruppe *lieben*. Im religiösen Sprachgebrauch ist meistens das aktive Gotteslob (Anbetung, Singen im Gottesdienst) gemeint, während in der Umgangssprache »das Anerkennen einer Leistung, die Würdigung einer Tat oder eines Wesensmerkmals, einer Tugend« mit *loben* bezeichnet wird.

Semantik: Anerkennung, danken, bewundern, motivieren, Dank, hilfreich, bewundernswert, Erleichterung, gern haben, meistern, etwas mögen, hinsehen, ansprechen, beobachten, erkennen, gut tun.

Morphologie: Lob, belobigen, lobpreisen, loben, verloben.

Praxisrelevante Beispiele:

- »Deine Geduld mit Frau Schulz ist *bewundernswert*, Viola!«
- »Ich habe noch ein dickes *Lob* für Sarah. Dein Kurzvortrag ›Wundmanagement‹ war klasse.«
- »Frau Geiss, Sie haben die Untersuchung wunderbar *gemeistert*.«

7.4 Pflegewendungen

Für »Pflegewendungen« verbindet die Autorin Worte miteinander, die in der Tendenz wohltuende, stärkende und heilsame Bilder im Lesenden aktivieren.

7.4.1 Lichtblicke entdecken

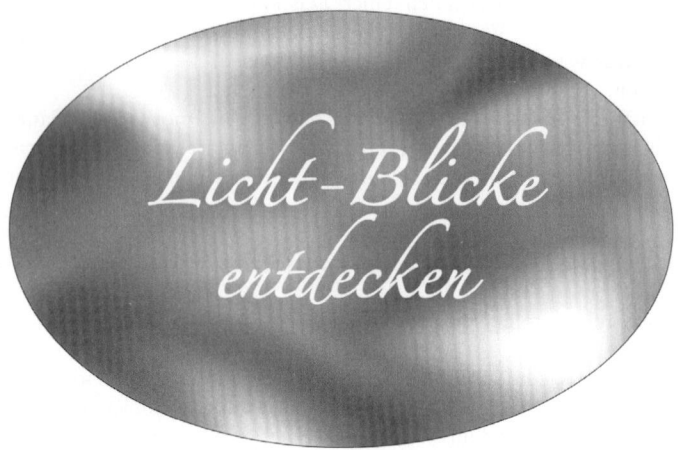

Etymologie: Ursprünglich bedeutet *Licht* »Leuchten, Glanz, Helle« und wird im übertragenen Sinne von »Erleuchtung, Einsicht« (»mir geht ein Licht auf«) gebraucht. Das heute im Sinne von »kurzes Hinsehen« verwendete Substantiv *Blick* bedeutete ursprünglich »Aufleuchten, heller Lichtstrahl, Glanzlicht«. *Entdecken* hat seine Wurzeln in »aufdecken, entblößen« und steht heute für »Unbekanntes, Verborgenes auffinden«.

Semantik: Hoffnung, ermutigen, beleben, Lösungen, Hilfe, hilfreich, hell, glänzen, Mutmacher, optimistisch, Talent, das Gute sehen, Orientierung, nächster Schritt, an sich glauben, Freude, Funke, Geschenk, Bereicherung.

Morphologie: Licht, leuchten, aufdecken, Entdeckung, belichten, beleuchten, Lichtblick, Lichtlein.

Praxisrelevante Beispiele:

- »Der Besuch ihrer Tochter ist ein echter *Lichtblick* für Frau Väth.«
- »Der neue Rollstuhl ist für Herrn Bretz ein *Geschenk*. Er kann nun oft alleine in den Garten gehen.«
- »Wenn sie von früher erzählt, *leuchten* ihre Augen!«

7.4.2 Einfühlsam hinhören

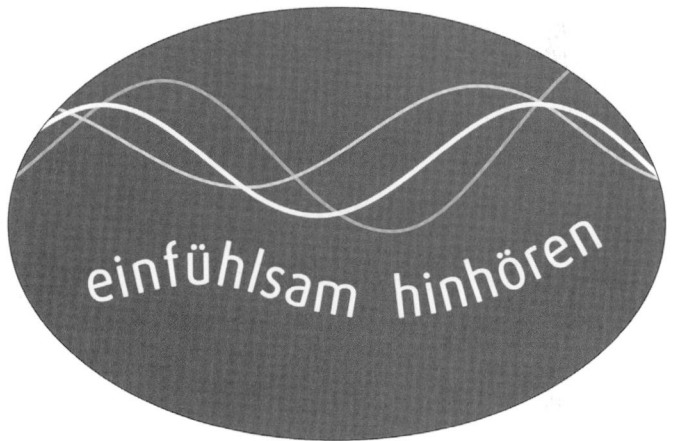

Etymologie: Die Grundbedeutung von *fühlen* ist wohl »tasten«; es wurde dann auf alle körperlichen und später auch auf seelische Empfindungen übertragen. *Einfühlsam* sein, sich in jemanden einfühlen können umschreibt also das Talent zu Empathie und Mitgefühl. Die ursprüngliche Bedeutung von *hören* findet sich in »auf etwas achten, bemerken«. *Hin* bezeichnet allgemein die Richtung vom Standpunkt des Sprechenden weg (die Aufmerksamkeit verlagert sich vom Ego weg und hin zum anderen). *Hinhören* steht demnach für bewusst zuhören und aufmerksam wahrnehmen.

Semantik: lauschen, zwischen den Zeilen lesen, hören, zuwenden, Interesse, Gnade, menschlich, Bedeutungswelten, Heimat, Respekt, würdevoll, Geschenk, Kunst, ganz Ohr sein, achtsam, ahnen, eine Vorstellung haben.

Morphologie: sich einfühlen, fühlen, Gefühle, gefühlvoll, gefühlt, Wohlgefühl, wohlfühlen, reinhören, zuhören, abhören, weghören, überhören, verhören, angehörig.

Praxisrelevante Beispiele:

- »Ich kann mich gut in deine Situation *einfühlen.*«
- »*Ich bin ganz Ohr*, Frau Riemann, wenn Sie von Ihren Enkeln erzählen.«
- »Ich habe *eine Ahnung* davon, wie schwer das für Sie war.«

7.4.3 Die Hand reichen

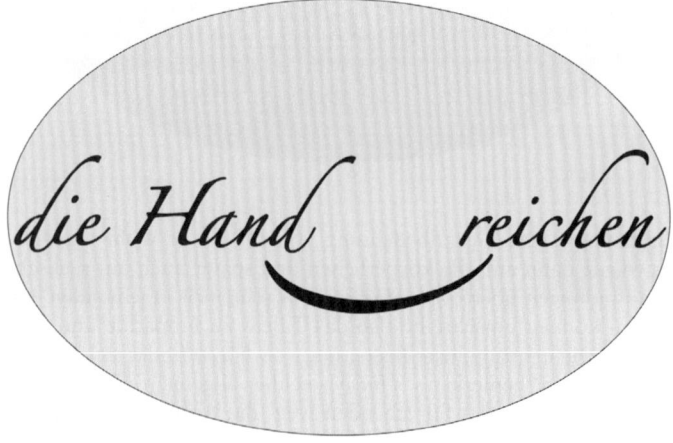

Etymologie: Der Wortursprung von *Hand* bedeutet »Greiferin, Fasserin« und gilt seit alters her als Symbol des Besitzes, des Schutzes und der Gewalt über etwas. Hilfe und/oder Schutz wird jemandem angeboten, dem die Hand gereicht wird, als freundliche Geste der Zuwendung. Auch zur Versöhnung und zum Friedenschließen wird die Hand ausgestreckt, gereicht. Mit einer *Handreichung* ist entweder konkrete Unterstützung oder auch das gedankliche Beipflichten – die Hand als Symbol der inneren Verbundenheit – gemeint.

Semantik: Angebot, *Nachsicht,* gut sein lassen, nachgeben, versöhnlich, Frieden schließen, beruhigen, befrieden, begrüßen, willkommen heißen, klären, Kompromiss finden, annähern.

Morphologie: händeln, ein Händchen haben, Handschlag, handfest.

Praxisrelevante Beispiele:

- »Simone, mich beschäftigt immer noch unsere Auseinandersetzung von Freitag. Bitte lass uns das nochmal miteinander *klären.*«
- »Frau Weber, ich war gestern sehr ungeduldig. Vielen Dank für Ihre *Nachsicht* mit mir.«
- »*Herzlich Willkommen* Herr Lehmann. Ihre Mutter freut sich schon auf Sie.«

7.4.4 Leise sein

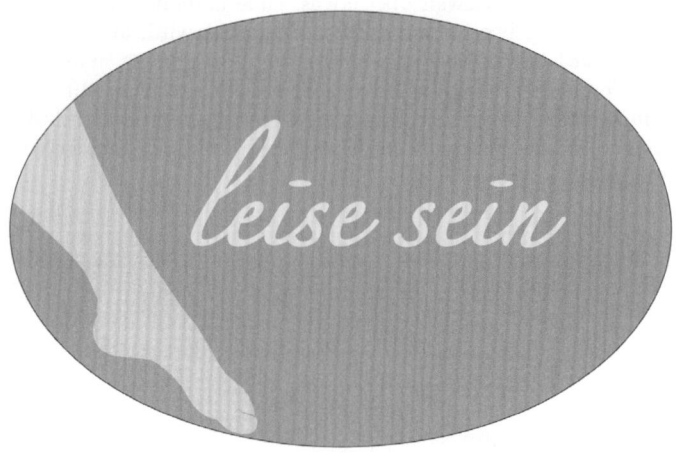

Etymologie: Die sprachlichen Wurzeln von *leise* finden sich in »sanft, sacht, langsam, schwach hörbar«, während es heute vorwiegend als Gegenwort zu *laut* gebraucht wird. *Sein* als Substantiv ist erst in neuerer Zeit gebräuchlich und bezeichnet im Unterschied zu dem ursprünglich gleichbedeutenden *Wesen* die Tatsache des Vorhandenseins von Lebewesen (im Sinne eines bewussten Gegenwärtigseins) oder Dingen.

Semantik: diskret, Würde, angemessen, geruhsam, Ruhe, beruhigt, ausgleichend, angenehm, gute Stimmung, genießen, aufmerksam, Konzentration, einfühlsam, vertraut, heimelig, Wohlgefühl, genesen, Stille.

Morphologie: leise.

Praxisrelevante Beispiele:

- »Herr Weber genießt die *Ruhe*. Er schläft viel.«

- »Frau Eisels Anwesenheit wirkt sehr *beruhigend* auf ihren Mann.«
- »Ich *genieße* die angenehme Stimmung hier auf Station.«

Die deutsche Muttersprache bietet eine Fülle von Wortschätzen und Wortkombinationen. Mit etwas Übung, kleinen und großen Erfolgen im Praxisalltag und wachsendem Pioniergeist im Team steigen die Freude und die Leichtigkeit im Aufbau von Sprachkompetenz und Sprachkultur im täglichen Miteinander an. Im Folgenden finden Sie eine Vielfalt von Impulsen. Orientieren Sie sich in der Handhabung an den Übungen 7.1 bis 7.4, denn: »Alles Wissen ist leer, wenn man nichts damit tut« (Kalil Gibran). Viel Freude damit!

7.5 Sprachen der Gesundheit

> Wenn das Glück zu Besuch kommt, sei achtsam auf das Wunder.
> (Pater Anselm Grün)

Die Profispirale (▶ Kap. 3.6, Abb. 3.1) beschreibt visuell die Kompetenz des professionellen Gesprächsverhaltens. Wenn der Gesprächs- oder Dialogpartner in einer belasteten Weise fühlt und spricht, wählt der Profi im Gespräch ausgleichende Worte und Gesten. Er verzichtet bewusst auf stressauslösende Merkmale der Sprache (▶ Kap. 2). Ein reicher und differenzierter Wortschatz dient ihm als »Material«. Zusätzliche weitere Merkmale in der Gesprächsführung bieten Orientierung für einen bewussten und kompetenten Ausdruck. Beides zusammen belebt die im Folgenden benannten Sprachen. So entsteht die Möglichkeit, eine Sprachkultur in Gesundheitsberufen zu etablieren:

- die Sprache der Gesundheit und Heilung
- die Sprache der Empathie und Nachsicht
- die Sprache der Lebensfreude und Zuversicht

- die Sprache des Vertrauens und der Menschlichkeit
- die Sprache der Würde und des Sterbens
- die Sprache der Toleranz und Wertschätzung
- die Sprache der Klarheit und Sicherheit

Die Sprachen der Gesundheit fördern, entfalten und aktivieren heilsame Impulse im verbalen und nonverbalen Dialog. Pflegende, die sich dieser Sprachen bedienen, tun dies nicht, weil sie es müssen, sondern weil sie es wollen. Sie verstehen den bewussten Umgang mit Sprache zurecht als ein Qualitätsmerkmal ihres Berufes.

Körpersprache: Körperliche Hinwendung (stehen, sitzen), Blickkontakt und ein angemessenes Nähe-Distanz-Verhältnis zum menschlichen Körper. Mögliche Berührungen sind leicht, achtsam und haltgebend. In klärenden Gesprächssituationen ist die Körperhaltung aufgerichtet, beide Füße haben sprichwörtlich Stand.

Stimme: Eine angenehme Sprachmelodie. Die Lautstärke ist der Situation angemessen, nicht zu laut und nicht zu leise. In klärenden Gesprächssituationen ist die Stimme fest, die Sätze sind kurz und klar.

Sprechtempo: Ein gemäßigtes Sprechtempo beruhigt und gibt Sicherheit. Weniger ist oft mehr. Die Sprachen der Gesundheit bedienen sich kraftvoller und akzentuierter Worte. So pulsiert die Ausdruckskraft im Hörenden spürbar und bildhaft weiter. In klärenden Gesprächssituationen sprechen Sie deutlich (Aussprache), eindeutig (in Bild und Wort ▶ Kap. 3), den Menschen achtend, die Sache/das Verhalten kritisierend.

Wortschatz: Die Worte sind gewählt und bewusst in die Sätze eingepflegt. Worte entstehen durch Gedanken. Wenn Sie so wollen, ist Denken wie geistiges Reden (stille Selbstgespräche). Sie lösen im Menschen Bilder und Emotionen aus. So sind Worte wie geistige Nahrung und nähren den Menschen, der spricht, und den Menschen, der hört: Folgende Gedanken- und Wortsammlung soll Impulse geben, Ihre bisherigen Sprachgewohnheiten neu zu beleben. Die deutsche Sprache ist so reich und bietet so viele Variationsmöglichkeiten, dass Sie immer weiter Entdeckungen (vgl. Mantz 2016, Kap. 6) machen werden und aus dem »Vollen schöpfen können«:

Gedankenhygiene bedeutet, die »Gesundheit der Gedanken«. Sein Denken gesund zu erhalten macht Sinn. Prüfen Sie die Qualität Ihrer Gedanken kritisch. Fühlen Sie sich gut damit? Sind Ihre Gedanken kraftspendend? Fördern Sie Ihre Lebensfreude, Kreativität und berufliche Schaffenskraft? Es ist nicht wichtig, jeden Gedanken zu kontrollieren, es ist jedoch wichtig, eine gesunde Mischung an Bildern, Gefühlen und Gedanken in sich zu pflegen. Sie alleine haben jederzeit die Befugnis und die Möglichkeit »zu lüften«, mal »auszumisten« und sich »neu einzurichten«.

Im Folgenden finden Sie eine Auswahl an Worten und Wortwendungen, die für Sie eine Inspiration sein sollen. Nutzen Sie die Wortsammlungen, um den einen oder anderen Satz in Ihren beruflichen Gesprächen neu zu formulieren. Die Autorin wählte dafür Themen, die im Gesundheitswesen immer wieder eine Rolle spielen. Seminarteilnehmende melden häufig eine Art Sprachlosigkeit zurück, wenn sie die bisher unbewussten Sprachmuster auflösen wollen: »Mir fehlen einfach die Worte«.

Gedanken und Worte des Respekts
Respektvoll, voller Respekt, mit Respekt, ich habe Respekt vor, das macht mir Respekt, das respektiere ich, ich bin aufmerksam mit, ich will gut mit Ihnen/Dir umgehen, einen respektvollen Umgang/Ton/Sprache pflegen, bitte respektieren Sie/Du…, annehmen, dezent, diskret, interessante/neue Sichtweise, achtsam, bedacht, etwas beherzigen, wohlwollend darüber nachdenken, ein Angebot bedenken, das regt zum Nachdenken an, bedacht sprechen, etwas denkwürdig finden, eine Chance erkennen, etwas einleuchtend finden, Gedankenaustausch pflegen, präsent sein, zu Ende sprechen lassen, nachfragen.

Gedanken und Worte des Mitgefühls
Mitfühlen, ein Gefühl für etwas haben, Einfühlungsvermögen, sich einfühlen können, einfühlsam sein, ein Mitgefühl haben, mitfühlend sein, Gefühle ansprechen, gefühlvoll sprechen, einfühlsam

sprechen, ich fühle mit Ihnen, ich erkenne an, ich ahne, wie es Ihnen/Dir geht, ich kann nur erahnen, wie sich das anfühlt, sensibel, empfindsam, behutsam, zart, feinfühlig, Feingefühl, warmherzig, anmutig, mit Anmut, zugewandt, Zuwendung, still sein, die Hand reichen, Augen sprechen lassen, diskret bleiben, in Ehren halten.

Gedanken und Worte der Wertschätzung
Talent, talentiert, begabt sein, ein Talent haben für, eine Gabe haben, etwas mögen, etwas lieben, ich bewundere an Ihnen/dir, ich genieße es, wenn du/Sie…, das tut mir gut, deine/Ihre Aussage beruhigt/erfreut mich, liebenswert, besonders, in Augenschein nehmen, in Geduld üben, beglücken, überraschen, in Obhut nehmen, würdig vertreten, bewundernswert.

Gedanken und Worte des Dankens
Danke, dankenswert, bedanken, dankbar, denkbar, gedenken, dankwürdig, Andenken, mit Dank annehmen, erfreut sein, beschenkt sein, sich beschenkt fühlen, ein gutes Wort schenken, aufmerksam sein, jemanden erfreuen, mitdenken, aneinander denken, in Gedanken danken, dankbar denken, berührt sein, getragen sein, behütet sein, gute Gedanken senden, tiefer Dank, inniger Dank, 1000 Dank, besten Dank, lieben Dank, ich danke dir/Ihnen.

Gedanken und Worte der Kraft
Kraftquelle, kräftig, bekräftigen, starke Bande, Treue, vertrauen, mich trauen, kraftvoll, voller Kraft, aus der Kraft heraus, Kräfte bündeln, Kraftpacket, Kraftbrühe, Kraft geben, Kraft spüren, der Kraft vertrauen, Kräfte sammeln, Kraft schöpfen, etwas verkraften, in Saft und Kraft stehen, Halt geben, zueinander halten, Kräfte aufsteigen lassen, gemeinsam stark sein, Stärke gewinnen, kraftvoll Denken, Ausdruckskraft, Kraft meines Geistes, Kraft meines Amtes, verborgene Kräfte wecken und freisetzen.

Gedanken und Worte der Ermutigung
An etwas/jemandem wachsen, über sich hinauswachsen, an sich glauben, die innere Stimme hören, Mut sammeln, ermutigen, Schritt für Schritt, kreativ sein, Abenteuergeist, innere Freude,

sprudeln, meistern, etwas wagen, sich trauen, aufstehen, Standkraft gewinnen, Intuition, schützende Hand, du/Sie schaffst/schaffen das, nur Mut!, Mut tut gut, heldenhaft, aufblühen, jemanden inspirieren, Tapferkeit, tapferer Held, sich aufrichten, neu beginnen, Neuanfang, ein Wagnis eingehen, den Horizont erweitern, sich einlassen.

Gedanken und Worte der Anerkennung
Wunderbar, beliebt sein, ein Lichtblick, bewusst hinschauen, anerkennen, ich erkenne an, eine Erkenntnis gewinnen, ich bin berührt von, mich berührt, dass, ich will dir/Ihnen sagen, ich bin beeindruckt von, wie schön, phantastisch, faszinierend, staunen, wundern, beachtlich, ich schätze an dir/Ihnen, ich genieße an dir/Ihnen, dein/Ihr... gibt mir Kraft/Halt, grandios, genial, brillant, charmant, mich begeistert, deine/Ihre Begeisterung, der Funke springt über.

Gedanken und Worte der Fröhlichkeit
Keck, vergnügt, Schalk, Schelm, witzig, spritzig, quirlig, lebendig, Menschenfreund, froh, Frohsinn, heiter, Heiterkeit, Leichtigkeit, ausgeglichen, Gunst der Stunde, fröhliche Gesellin, kichern, necken, Spaß machen, Spaß haben, Freude versprühen, frohgemut sein, ein freundlicher Geselle, lachen, herzhaft, genussvoll, sprudeln, ideenreich, Spaßvogel, Humor, humorvoll, lustig, Lust machen, Lust haben, freiwillig, charismatisch, bezaubern, entzücken.

Gedanken und Worte der Versöhnung
Beruhigend, wohlwollend, friedvoll, friedfertig, Zufriedenheit, gut sein lassen, die Hand reichen, Gnade walten lassen, großherzig sein, Großmut zeigen, der Starke hilft dem Schwachen, einverstanden sein, Ja sagen, aufeinander zugehen, wohlwollend denken und sprechen, diskret sein, in Ehren halten, aus etwas lernen, Eigenverantwortung tragen, menscheln, versöhnlich sein, Frieden geben, Friedensbotin, Friedenspfeife rauchen, ein Friedensangebot machen, Frieden finden, Frieden schießen, friedlich schlafen, etwas befrieden, Schutz geben.

Gedanken und Worte des Glücks
Es ist ein Glück, Du bist/Sie sind ein Segen, gesegnet sein, ein Glückskind, ein Glücksmoment, ein Kind der Sonne, Sternschnuppe, ein Händchen haben für, ein Geschenk sein, jemanden beglücken, Glück auf, verzückt sein, vor Glück platzen, das Glück erkennen, das Glück genießen, verzaubern, zauberhaft, Zauberei, magische Momente, Glückstreffer, wundersam, ein Wunder, ein glücklicher Zufall, aufscheinen, leuchten, strahlen, strahlende Augen.

Gedanken und Worte des Lebens
Lebenskraft, lebendig, pulsierend, kraftvoll, Lebensgeister wecken, den Geist des Lebens spüren, die Sinne beleben, Lebensfreude, liebenswert, Würde, Menschlichkeit, das Leben lieben, das Leben bejahen, stolz auf jemanden/sich sein, lebensbejahend sein, geheimnisvoll, Erfolge lieben, Wachstum begrüßen, das Gesicht dem Licht zuwenden, Freude teilen, träumen, Wünsche äußern, kraftvoll denken, Toleranz üben, Menschen lieben.

Gedanken und Worte der Gesundheit
Erholung, erholsam, Ruhe genießen, auf Feinheiten achten, zarte Seelen, Schutz bieten, Sicherheit geben, Vertrauen genießen, würdevoll, beseelt sein, Gutes wünschen, heilsam, heilend, heilfroh, Heilung, genesen, einen eigenen Weg gehen, Raum bieten, Genesungsschritte, beruhigen, begleiten, da sein, pflegen, pfleglich mit sich umgehen, einen Anspruch pflegen, behutsam berühren, Persönlichkeit achten, aufblühen, gesund, freundlich mit sich sein, für sich einstehen, für jemanden einstehen, sich aufrichten, herzhaft lachen, dem Leben mehr Leben geben.

Gedanken und Worte der Beruhigung
Achtsamkeit, achtsam sein, Namen häufig aussprechen, gleichsam, behutsam, zuversichtlich, vielversprechend, Mut machend, Geduld, tröstlich, gefühlvoll sprechen, einfühlsam hinhören, miteinander schweigen, sacht berühren, still genießen, Lichtblicke schenken, ein Lichtblick sein, freundlich, lächeln, erheitern, aufleuchten, Augen zum Glänzen bringen, eine Hand halten, Anmut, liebreizend, herzerwärmend, ein Moment der Freude, zufrieden, wertschätzen, anerkennen.

8 Die Zukunft! Esprit und Mut für *neue* Wege

> *Bewahre in allen Dingen die Freiheit des Geistes,*
> *und sieh zu, wohin er dich führt.*
> *(Ignatius von Loyola)*

Dem Zeitgeist folgend, den komplexen Kommunikationsanforderungen des Pflegeberufs mit Kompetenz begegnend und dem Nachwuchs einen professionellen Boden bereitend, engagiert sich die Autorin für eine neue Fachqualifizierung im Pflegekontext. Kolleginnen aus den eigenen Berufsreihen qualifizieren sich in einem stark praxisorientierten Training für ein hohes Sprachbewusstsein und eine humane Gesprächsführung und gesundheitsfördernde Dialog- und Gesprächskompetenz im Pflegealltag. Sprachkompetenz, Sicherheit im Ausdruck und ein professioneller Umgang mit Nähe und Distanz in jedem Dialog sind grundlegende Pflegefachkompetenzen. Es vergeht kein Tag, keine Stunde, manchmal keine Minute ohne Kommunikationsanforderung. Diese zu meistern, bedarf der Bildung und des Trainings und darf keinesfalls eine Glückssache bleiben.

8.1 SprachGUT®Begleiterinnen und SprachGUT®Mentorinnen für das Gesundheitswesen

SprachGUT®Begleiterinnen qualifizieren sich in pflegespezifischen Dialogthemen. Der Fokus liegt auf der Sensibilisierung für eigene

Kommunikationsmuster und Sprachgewohnheiten. Die Teilnehmenden erweitern ihren Wortschatz, erlernen die Anwendung von gesundheitsfördernden und heilsamen Aspekten in der humanen Gesprächsführung.

Die SprachGUT®Mentorinnen qualifizieren sich für den Aufbau einer gesundheitsförderlichen Sprachkultur im beruflichen Kontext und der Weitergabe der erworbenen Sprachkompetenz. Sie werden auf Projektgestaltung, Sprachkulturimpulse und fachliches Feedback für vorherrschende Kommunikationsmuster im beruflichen Kontext vorbereitet.

Themenübersicht der Fachqualifikationen

Jeder Bildungstag sensibilisiert für eine professionelle innere Haltung und sprachlichen Ausdruck in Bezug auf ein beruflich relevantes Thema.

Der Hospitationsauftrag

Der Hospitationsauftrag beinhaltet, dass Sie für fünf bis sechs Stunden in einem möglichst fremden Bereich Ihrer Klinik, Einrichtung oder Ihrem Unternehmen, in einem externen Team oder in einem berufsnahen Unternehmen hospitieren. Ziel ist die Erweiterung Ihrer Sichtweisen im Bereich Kommunikation, das Erlernen von distanziertem Beobachten und eine Förderung der Selbstreflexion. Durch das Training sind die Teilnehmenden im Hören und bewussten Wahrnehmen stark sensibilisiert. Hier sammeln Sie die Beispiele und Erfahrungen, um später ein kollegial fachliches Feedback geben zu können.

Der schriftliche Hospitationsbericht

Der Hospitationsbericht ist die Dokumentation Ihrer Kompetenzentwicklung während der Fachweiterbildung. Ihre Beobachtungen während des Hospitationstages und die Erkenntnisse, die Sie daraus ableiten sind Ihr Lerngewinn. Im Aufbau und in der Themenwahl der schriftlichen Arbeit werden die Teilnehmenden vom Dozententeam individuell beraten und begleitet. Die Teilnehmenden bekommen eine konkrete und praxisorientierte Aufgabe.

Was lernen die Teilnehmenden?

Sie lernen zu hören, was sie sagen. Sie lernen die Bedeutung und Wirkung von Worten, Redewendungen, Floskeln und Umgangssprache im Berufsalltag kennen. Dadurch eröffnen sich vielfältige Handlungs- und Wahlmöglichkeiten. Sie stärken ihre Ausdrucks-KRAFT für einen klaren, gesunden und respektvollen Umgang mit den hohen Kommunikationsanforderungen im Gesundheitswesen. Sie entwickeln sich vom Gesprächslaien zum Gesprächsprofi.

8.2 Storytelling bereits qualifizierter Sprachprofis

Das storytelling gibt Ihnen Einblick in konkrete Hospitationserfahrungen der Sprach- und Dialogprofis. Alle Beispiele kommen aus der echten Praxis und werden anonymisiert und auch namentlich dargestellt. Mögliche Ähnlichkeiten sind zufällig. Das Ziel der Hospitation ist, bewusst als Beobachtende mit Distanz Dialogsituationen zu betrachten und Erkenntnisse abzuleiten. Das Bewusstsein und die kritische Selbstreflexion erfahren eine enorme Steigerung, wenn die Hospitanten »live« und fachlich orientiert Worte, Gesten, Stimmungsbilder und deren Wirkungen im Pflegealltag reflektieren. Lassen Sie die Erfahrungsberichte auf sich wirken, reflektieren Sie alleine oder im Team die aufsteigenden Gedanken, Bilder und Emotionen. Diskutieren Sie die Professionalität und die Kompetenzen der Dialogpartner.

8.2.1 Beispiel 1 Hospitationsthema: Gebrauch von Füllworten und deren Wirkung (von Petra Zander)

Dialog zwischen Fachkraft (FK) und Patientin (P) in einem Aufnahmegespräch:

FK: Wer ist Ihre Kontaktperson?
P: Wie meinen Sie das?
FK: Sagen Sie mir, wen wir eventuell im Notfall anrufen sollen.
P (verunsichert): Wie, im Notfall?
FK: Haben Sie vielleicht Angehörige?
P: Ja, eine Tochter.
FK: Wohnen Sie eigentlich alleine?
P: Eigentlich schon.
FK (etwas ungehalten): Was heißt eigentlich? Wohnen Sie nun alleine oder nicht?
P (kleinlaut): Ja.
FK: Was haben Sie denn ansonsten noch für Krankheiten?
P: Soweit ich weiß, keine.
FK: Nehmen Sie vielleicht irgendwelche Medikamente regelmäßig?
P: Ja.
FK: Welche denn?
Patientin zählt ihre Medikamente auf.
FK: Dann sind Sie demnach auch noch Diabetikerin?
P: Ja.

Anmerkung der Hospitantin: Ich hatte den Wunsch, der Patientin aus meiner ersten Beobachtungssituation heraus zu helfen. Ihre Verunsicherung nahm mehr und mehr zu. Auffallend war für mich, dass die Patientin auf Fragen mit »eigentlich« der Fachkraft auch mit »eigentlich« antwortete. Füllworte aktivieren Irritationen und tragen wenig zur Klarheit im Gespräch bei.

8.2.2 Beispiel 2 Hospitationsthema: Hören (von Maren Krause)

Das Wartezimmer füllte sich mit weiteren Patienten, es wurde hektisch. Immer die gleichen Fragen, wann beginnt die Operation, wie lange wird sie dauern, wann kann ich wieder nach Hause. Die wenigsten Patienten erscheinen ruhig, fast alle sind aufgeregt, in einer äußerst sensiblen Verfassung. Je mehr Hektik entsteht, umso schneller sind die Schritte des Personals. Die Sätze werden länger, die Stimmlage höher. Es gibt keinen Blickkontakt. An mir rauschen Worte und Sätze vorbei: »gestern irgendwann nachgefragt, wahrscheinlich bald, rufen nachher an…«. Meine Ohren hören das erste Mal bewusst, dass trotz vieler Worte vieles ungesagt bleibt. Neben mir nimmt ein alter Herr mit seinem Sohn Platz, nachdem er mich höflich fragte, ob er es darf. Einen freundlichen guten Morgen und danke in meine Richtung. Ein Kavalier der alten Schule, dachte ich mir dabei. Der alte Herr beobachtete mich und fragte, ob er eine Frage stellen darf. Was ich hier mache mit meinem Schreibblock. »Ich höre«, sagte ich. »Sie hören den anderen zu, aber das macht doch heute keiner mehr. Die Menschen hören sich nicht zu und schauen sich nicht an, zu meiner Zeit war das anders.« »Ich will das Hören wieder lernen.« Seine Antwort darauf: »Das ist weise.«

Anmerkung der Hospitantin: Das war eine tolle Begegnung. Ich bin dankbar als Beobachter hier gewesen zu sein. Wann kann ich mich schon nur auf das Hören konzentrieren? Welche Worte werden genutzt, was empfand ich als richtig, was als falsch. Mit den richtigen Worten könnte viel Hektik in unserem Berufsalltag vermieden werden, mehr Zeit für andere Dinge geschaffen werden.

8.2.3 Beispiel 3 Hospitationsthema: Zeitworte und deren Wirkungen (von Eveline Thiel-Treikauskas)

- Pflegekraft kommt in das Patientenzimmer: »Morgen, möchte schnell mal die Windeln wechseln, nun drehen Sie sich mal, Sie sind schwer.«
- Patient kommt zur OP auf die Station. Pflegkraft zum Patienten: »Bin gleich soweit, gleich geht's los. Setzen Sie sich einen Moment in den Aufenthaltsraum, ich komme gleich zu ihnen.« Der Patient saß ohne weitere Informationen nach einer Stunde immer noch im Aufenthaltsbereich.
- Da kommt auch schon der nächste Transporter: »Bett zurück vom Röntgen.« Pfleger zum Praktikanten: »Bringt mal schnell das Bett ins Zimmer.« Praktikant zum Pfleger: »Welches Zimmer (bereits am Patientenbett stehend)?« Pfleger: »Welcher Patient?« Praktikant fragt Patient, Patient antwortet Name über den Flur, Pfleger ruf das Zimmer…
- Nach dem Mittagessen schreitet der Pfleger in Zimmer 54 und spricht einen Patienten an: »Nun Herr… müssen Sie aber das Zimmer endlich verlassen, die anderen Patienten warten schon.« Pfleger greift sich in die Tasche, Patient eilt hinterher. Pfleger sagt im Laufen: »Ich bringe Ihre Sachen schnell in den Aufenthaltsraum.«
- Pfleger ruft über den Flur: »Mach mal schnell die 54 klar, die Galle kommt gleich ran.« (Die »Galle« ist der Mann, der seit 8:00 Uhr im Aufenthaltsraum sitzt und wartet – erfahre ich).

Anmerkung der Hospitantin: Meine beruflichen Erfahrungen sind alles andere als schön und sprechen nicht für das Berufsbild Pflege. In den 33 Jahren hat sich die Sprache auch nicht sehr viel verändert. Die Pflege jammerte 1980 wie auch 2014. Es ist immer alles zu viel, keine Lust, ich muss arbeiten, der Patient nervt, der klingelt schon wieder, was will der denn schon wieder. Besonders war für mich eine Aussage, die ich niemals vergessen werde: »Warum klingeln Sie denn, Sie sind doch kein Notfall.« Die Pflege hat nie Zeit und Pflege ist immer zu bedauern.

8.2.4 Beispiel 4 Hospitationsthema: Blickkontakt

- Was mir sehr schnell positiv aufgefallen ist, war die gute und enge Zusammenarbeit der einzelnen Berufsgruppen. So gingen die Physiotherapeuten direkt auf das Pflegepersonal zu, um die Therapiezeiten abzusprechen. Damit konnten Mehrbelastungen für Patienten und Personal vermieden werden. Die Absprachen fanden in einem kurzen Gespräch vor dem Patientenzimmer statt, ohne dabei andere Tätigkeiten nebenher zu erledigen (von Michael Balzer).
- Jeder Patient ist mit seinem Namen angesprochen worden und auf Blickkontakt wurde großen Wert gelegt. Auch wurde darauf geachtet, in kurzen Sätzen zu sprechen, um ein besseres Verständnis zu erreichen (von Michael Balzer).
- Die Fachkraft ist mit ihrer Aufmerksamkeit dem Patienten ganz zugewandt, schaut ihn an. Der Patient schaut die Fachkraft an und beobachtet sie und ihre Mimik. Dann lächelt die Pflegerin ohne Worte den Patienten an. Der Mann lächelt zurück. Dies war für mich ein ganz besonderer Moment. Er war kurz, aber so innig und berührend – für mich der schönste Moment an diesem Hospitationstag (von Katrin Eimler).

8.2.5 Beispiel 5 Hospitationsthema: »man, wir, ich?« Wer spricht von wem? (von Sabrina Kujawa)

Ich durfte durch einige Patientengespräche erfahren, dass so ziemlich jeder Satz der Pflegenden mit »wir« oder »man« beginnt:

- »Wir gehen jetzt zu Bett.«
- »Jetzt wollen wir mal frühstücken.«
- »Haben wir schon unsere Tabletten genommen?«
- »Man wird Sie gleich zur Untersuchung fahren.«
- »Man kann hier nicht in Ruhe arbeiten«.

Bei dem Satz »Man wird Sie gleich zur Untersuchung fahren« fragte die Patientin die Pflegerin: »Man(n) in welchem Sinne, Schwester? Sie oder ein Mann? Und was für eine Untersuchung? Entschuldigen Sie, Schwester, ich möchte Sie nicht mit irgendwelchen Fragen löchern, aber ich möchte schon wissen, mit wem es wohin geht.«

Die Pflegerin drehte sich abrupt um und ging. Mir gegenüber sagte sie, sie fühle sich veräppelt. Verstehe jetzt nicht, was das soll. Man könne sich nicht die Zeit nehmen und jedem einzelnen Patienten erklären, wann er zu welcher Untersuchung muss, was bei der Untersuchung gemacht wird und schon gar nicht, wenn diese Patientin auch noch von oben herab spricht. Sie muss jetzt arbeiten und die Infusionen vorbereiten.

Anmerkung der Hospitantin: Für mich war es ein beklemmendes Gefühl, beim ersten Durchgang mit anzusehen, wie manches einfach abgetan wird, wie Patienten hilflos stehen gelassen werden, wie Fragen einfach übergangen wurden. Und ich gebe ehrlich zu, ich habe mich dabei auch selbst erwischt. Auch ich habe oft die Momente, in denen ich zu Patienten sagte: »Man kann hier nicht mal in Ruhe arbeiten« oder wenn ich einfach weggehe und den Patienten stehen lasse. Jetzt, an dem Tag, an dem ich die Möglichkeit hatte, einfach nur zu schauen, zu hören und nicht zu handeln, wurde es mir bewusst, wie heftig und teilweise gereizt es in der Stimme, in der Sprache, ist. Das war es mir vorher nicht.

8.2.6 Beispiel 6 Hospitationsthema: »Wohlfühlworte – für was?« (von Anna Nicpon)

In den ersten Tagen meines »Gute-Worte-Projektes« habe ich erst einmal bewusst beobachtet, wie miteinander im Team gesprochen wird und ob man sich hier und da etwas Schönes sagt. Leider musste ich feststellen, dass wir uns gar keine schönen Sachen sagten. Am nächsten Morgen kam ich mit einem Lächeln in das Schwesternzimmer und wünschte meinen Kollegen einen wunderschönen guten Morgen. Meine Kolleginnen schauten mich verwundert an und fragten, wie ich morgens schon so gute Laune haben kann. Darauf antwortete ich, dass man an jeden neuen Tag positiv ran gehen kann. Am nächsten Tag begrüßte ich meine Kolleginnen wieder so und sagte, dass der Kaffee »vorzüglich« schmecke. Meine Kolleginnen starrten mich an und fragten, ob ich frisch verliebt sei. Darauf sagte ich, dass ich meinen Tag positiv beginnen möchte. Am dritten Tag erwarteten mich meine Kolleginnen förmlich und wünschten mir auf einmal einen wunderschönen guten Morgen. In den nächsten Tagen sagte ich meinen Kolleginnen immer wieder Sachen, wie: »Ich fand, wir hatten einen großartigen Dienst«, oder »das war heute wieder richtig ulkig«, ich sprach im Team auch bewusst Anerkennungen aus, wie »du gehst sehr liebevoll mit dem Bewohner um«, oder »danke, für den schönen Frühstückstisch«. Viele meiner Kolleginnen freuten sich, lächelten, machten mit und lachten mehr miteinander, es gab jedoch auch andere, die meinten, ich sei noch jung, wenn ich aber mal so alt bin wie sie, dann bin ich auch nicht mehr so positiv eingestellt und dann wüsste ich schon, dass Leben und Arbeiten nicht nur Friede, Freude, Eierkuchen sei. Mir fiel auf, dass diese negativ eingestellten Kollegen auch gar nichts Nettes hören wollten. Im Gegenteil, sie haben alles Positive sofort in etwas Negatives gedreht.

Aufklärung der Kolleginnen über mein Projekt

Nach ca. sieben Tagen klärte ich meine Kolleginnen über meine »gute Laune« auf und erklärte ihnen, was mir im Team Positives und Negatives aufgefallen war. Ich erzählte ihnen, dass sich die meisten im Team gegenseitig mit »positiven, angenehmen Worten« auch positiv stimmen ließen und die Launen gut sind, anregen, weiteren Kolleginnen anerkennende und wertschätzende Worte zu schenken. Ich sagte allerdings auch, dass ich es erschreckend fand, wie unsere Kommunikation untereinander gelebt wird. Wir beschlossen gemeinsam daraufhin, an uns zu arbeiten und bewusst einen guten Umgang – sprachlich und in den Launen – zu pflegen.

8.2.7 Beispiel 7 Hospitationsthema: »man, wir, ich« (anonym)

Schon während der Dienstübergabe konnte ich einen Bezug zu meinem Thema feststellen. »Wir können nicht versprechen – wir fragen nach – ins Isolierzimmer geht man später – wir machen neu – da nimmt man zwei große und zwei kleine Pflaster …«.

Als wir bei einer Patientin waren, kam der Arzt zur Visite. Der Arzt war der Patientin gegenüber kurz angebunden. Nachdem meine Kollegin in das nächste Zimmer ging, war ich mit der Patientin alleine und sie fing an, über ihre Situation zu sprechen. Ich zitiere:

»Ich liege hier und habe Schmerzen. Man nimmt sich zu wenig Zeit hier. In England sind die Menschen höflicher. Mein Mann lag zehn Tage auf der Intensivstation hier im Haus und wenn ich da angerufen habe, hieß es nur: ›Der stirbt sowieso in drei Wochen‹ oder ›Der ist gaga‹. Wissen Sie, mein Mann war Akademiker, sprach sieben Sprachen und war Musiker.«

Jetzt musste ich schlucken. Trotzdem versuchte die Patientin den Arzt und die Kolleginnen damit zu entschuldigen, dass es vielleicht im Studium nicht gelehrt und behandelt wird. Weiter sagte sie, dass der Herr Doktor ein freundlicher Mensch sei, vielleicht sehe sie alles im falschen Licht. »Ich weiß, man muss Abstand nehmen, aber die Menschen müssten freundlicher sein. Ich liege hier und habe Schmerzen, alles, was ich bekommen habe, hat nicht geholfen. Die Visite ist kurz und oberflächlich. Ich habe Morbus Chron, mein Darm ist gereizt, aber man hat mir nichts erklärt.«

Anmerkung der Hospitantin: Mit meinem Wissen habe ich versucht, der Patientin mehr über ihre Krankheit zu erklären und hoffte, ihr durch meine Anwesenheit hilfreich zu sein. Darauf sagte die Patientin: »Wissen Sie, das ist das Menschliche, das Sie mir gegeben haben. Sie haben mir zugehört.« Bis zum Dienstschluss beschäftigte mich unser Gespräch so sehr, dass mir mein eigentliches Thema nebensächlich vorkam. Im Nachhinein stellte ich fest, dass ich die Meinung der Patientin voll vertrat: Die Menschen im Gesundheitswesen müssen freundlicher sein.

8.2.8 Beispiel 8 Hospitationsthema: »sprachliche Aspekte und Haltungen in Dienstübergaben« (von Simone Tax)

Dienstübergabe Nachtdienst/Frühdienst

Bewohnernamen werden ohne Anrede (Herr/Frau) aufgezählt:

- Bei A war nichts.
- B ruhig, nichts Besonderes.
- C nervt, wie immer.
- D klingelt ständig.
- E hat geschlafen.
- F lief wieder im Nachthemd durchs Haus.
- G hatte Besuch von der Tochter. Tochter hat sich mal wieder beschwert.
  Zwischenfrage: Worüber hat sie sich denn beschwert?
  Antwort: Dass wir ihrer Mutter Kaba zu trinken geben, hätte sie angeblich noch nie gemocht.
  Kommentar: Bei uns trinkt sie immer Kaba, die Tochter hat ja keine Ahnung.
- H will ständig Schmerztropfen, habe angeordnete Bedarfsmedikation gegeben, sie will aber noch mehr. Kommentar: Wird bei nächster Visite noch mal vorgestellt, ist ja kein Zustand dieses dauernde Gejammer.
- I hat Plusbilanz, ist die Einfuhr richtig aufgeschrieben?
  - Antwort: Schwer zu sagen, die Angehörigen füllen sie angeblich immer ab, bei uns trinkt sie nie so viel. Vielleicht wurde auch die Ausfuhr nicht aufgeschrieben.
  - Kommentar: Wir schreiben die Ausfuhr immer auf. Muss der Spätdienst verbockt haben, wäre ja nicht das erste Mal.
  - Antwort: Ich sag dem Spätdienst Bescheid, dass sie besser aufpassen sollen.
- J nichts Besonderes.
- K nichts.
- L nichts.

- M wollte keinen BZ messen lassen, hat rumgeschrien, dass sie morgen heimgeht.
  - Kommentar: Nichts Neues, sagt sie jedes Mal.
- N war wieder aggressiv, wollte sich nicht versorgen lassen.
  - Kommentar: Habt ihr einen Berichtseintrag gemacht? Bei uns ist er immer friedlich.
  - Antwort: Berichtseintrag mache ich noch. Kannst ja mal in den Nachtdienst gehen, dann wirst du es selbst erleben.

Anmerkung der Hospitantin: In der Kommunikation der Mitarbeiter untereinander wird weniger Wert auf eine wertschätzende Haltung gelegt, als das zwischen Mitarbeiter/Bewohner bzw. Patient geschieht. Formulierungen, wie »nervt, klingelt ständig, ist wieder aggressiv usw.« werden nur in Abwesenheit von Außenstehenden verwendet. Dabei ist sich kein Mitarbeiter bewusst, wie manipulierend diese Redewendungen auf die Zuhörenden wirken. Wird ein Bewohner als »nervend« oder »klingelt ständig« beschrieben, wird dieses Verhalten nicht mehr hinterfragt, der Grund scheint klar: Der Bewohner will das Pflegepersonal ärgern. Bei der Wortwahl Mitarbeiter/Mitarbeiter wird oft noch weniger Wert auf eine wertschätzende Haltung genommen. Versteckte Anklagen, Ironie und Konkurrenz klingen oft durch.

9 Inspiration zur Reflexion

Wenn Pflegende beginnen, sich für eigene, meist unbewusste Sprachmuster zu sensibilisieren, hilft es sehr, sich zunächst im Hinhören und Beobachten zu trainieren. Durch die Erkenntnisse wird die Sinnhaftigkeit ihres Vorhabens verstärkt. Das Interesse steigt, die Ohren werden »feiner«, die Reflexion intensiver. Der folgende Reflexionsbogen dient Ihnen zur Orientierung. Wählen Sie einfach ein oder zwei Themen und beleuchten Sie diese für eine Zeit etwas genauer. Mäßigen Sie bitte Ihren Pioniergeist, wenn er sich gleich auf alle Themen stürzen will – dieses Vorhaben verspricht wenig Erfolg.

9.1 SprachGUT® Reflexionsbogen für Sprachmuster und Gesprächsverhalten

Verbale Signale/Wortschatz

Druck und Stress
Schlüsselworte:

Bsp. _____

Keine Zeit
Schlüsselworte:

Bsp. _____

Pathologische Wortbilder
Schlüsselworte:

Bsp. _____

Füllworte
Schlüsselworte:

Bsp. _____

Gewaltsprache
Schlüsselworte:

Bsp. _____

Negationen
Schlüsselworte:

Bsp. _____

Floskeln
Schlüsselworte:

Bsp. _____

Dem Menschen fern/funktionale Sprache/Nominalstil
Schlüsselworte, Schlüsselwendungen

Bsp. _____

Personalpronomen

☐ man ☐ du ☐ wir ☐ ich

Struktursignale

Satzbrüche
☐ ja ☐ nein ☐ selten ☐ häufig

Bsp. _____

Eingeschobene Sätze
☐ ja ☐ nein ☐ selten ☐ häufig

Bsp. _____

Unvollständige Sätze
☐ ja ☐ nein ☐ selten ☐ häufig

Bsp. _____

Wortschatz
☐ arm/begrenzt ☐ reich/vielfältig ☐ gut/angenehm differenziert

Bsp. _____

Nonverbale Signale (werden gesehen)

Mimik _____

Gestik _____

Blickkontakt _____

Berührung _____

Bewegung _____

Atmung _____

Symbolkräfte, wie Kleidung, Geruch, Erröten

_____

Paraverbale Signale (werden gehört und gefühlt wahrgenommen)

Art und Weise des Sprechens = klare Aussprache, Dialekt, Stimmeigenschaften, Sprechverhalten, Stimmlage, Resonanzraum, Lautstärke, Sprechtempo, Sprechpausen

Stimmlage (hoch/tief, tragend/zitternd)

☐ Tendenz _____

Lautstärke (angenehm/unangenehm laut, angenehm/unangenehm leise)

☐ Tendenz _____

Betonung einzelner Wörter oder Satzteile

☐ Tendenz _____

Sprechtempo (schnell/langsam)

☐ Tendenz _____

Sprechmelodie (eintönig/moduliert/singend)

☐ Tendenz _____

Sprachstruktur (lange/kurze Sätze)

☐ Tendenz _____

9.2 SprachGUT®Spiegelbogen »Ich und das Seminar«

Seminare und Trainings werden im Rahmen des Qualitätsmanagements reichlich evaluiert. Verantwortliche Organisatoren, Arbeitgeber und Institutionen sind an den Ergebnissen und Rückmeldungen für weitere Planungen und Investitionen interessiert. Abgefragt werden in der Regel:

- die Relevanz des Themas für den Praxisalltag
- die fachliche Kompetenz des Referenten
- die pädagogische Kompetenz des Referenten
- die Organisation des Seminars
- die Sauberkeit des Raums
- mögliche Kritikpunkte und Anregungen

Verstehen Sie folgende Ergänzungen als selbstkritische Reflexion der neuen Art. Nach vielen Jahren der Seminarleitung vermisst die Autorin einen ganz entscheidenden Reflexionsaspekt für Seminarerfolg und Seminareffizienz: Wer reflektiert das Verhalten und Beteiligung der Seminarteilnehmerinnen und Seminarteilnehmer?

Voila! Hier finden Sie einen Reflexionsbogen für Seminarteilnehmer und Seminarteilnehmerinnen von Kommunikationstrainings. Viel Freude!

War ich freiwillig in diesem Seminar/Training?

☐ ja   ☐ absolut   ☐ nein   ☐ auf keinen Fall

Wenn ja, warum? _____

Wenn nein, warum nicht? _____

Wenn auf keinen Fall, wieso bin ich dann hier? _____

Habe ich Spaß am Thema?

☐ ja   ☐ absolut   ☐ nein   ☐ auf keinen Fall

Habe ich interessierte Fragen zum Thema mitgebracht?

☐ ja ☐ absolut ☐ nein ☐ auf keinen Fall

Lasse ich mich am liebsten von der Referentin »überraschen«?

☐ ja ☐ absolut ☐ nein ☐ auf keinen Fall

Was soll das bringen? _____

Wie erkläre ich »negative« Überraschungen?

☐ liegt am Trainer/Trainerin ☐ schlecht ausgewählt, braucht keiner

☐ liegt an der Gruppe ☐ zu theoretisch

Habe ich Lust zum Mitmachen und Üben?

☐ ja ☐ absolut ☐ nein ☐ auf keinen Fall

Wenn nein, warum nicht? _____

Wenn auf keinen Fall, warum bin ich dann hier? _____

Welche Auswirkungen hat mein »Nicht-üben-wollen« auf die Gruppe und den Seminarablauf?

☐ keine   ☐ weniger Erkenntnis
☐ keine Ahnung   ☐ weniger Kompetenzgewinn
☐ keinen Lernerfolg   ☐ ich ermutige andere Teilnehmer
☐ weniger Praxisnähe   ☐ der Tag wird lange
zum »nicht üben wollen«   ☐ die Angst vor dem Üben steigt an

Was kann mir passieren, wenn ich im Training übe?

☐ ich werde rot   ☐ alle schauen auf mich
☐ ich rede dummes Zeug   ☐ ich falle um oder vom Stuhl
☐ ich bekomme Herzklopfen   ☐ die anderen bewundern mich
☐ ich werde mutiger   ☐ ich werde sicherer
☐ ich werde selbstbewusster   ☐ ich erkenne Lösungsschritte
☐ ich habe Spaß   ☐ ich bin stolz auf mich
☐ ich spreche freier   ☐ ich erkenne meinen Gewinn!
☐ ich fange an zu stottern

Wie oft habe ich heute innerlich und/oder äußerlich die Augen verdreht, die Augenbraue hochgezogen oder laut gestöhnt?

In Bezug auf den Trainer/Trainerin

☐ selten ☐ einmal ☐ öfter ☐ sehr oft

In Bezug auf weitere Teilnehmende

☐ selten ☐ einmal ☐ öfter ☐ sehr oft

Habe ich dieses Seminar »nötig«?

☐ ja ☐ absolut ☐ nein ☐ auf keinen Fall

Wenn ja, warum? _____

Habe ich heute zu guter Lernatmosphäre beigetragen?

☐ ja ☐ absolut ☐ nein ☐ auf keinen Fall

Wenn ja, wie? _____

Wenn nein, warum nicht? _____

Wie oft habe ich mich nicht an Pausenzeiten gehalten?

☐ selten ☐ einmal ☐ öfter ☐ sehr oft

Habe ich bei Übungsanleitungen und Teambildungen bis zum Ende zugehört?

☐ natürlich ☐ weiß ich nicht ☐ kann sein ☐ sollte ich das?

Habe ich mich überhaupt aktiv beteiligt?

☐ selten ☐ einmal ☐ öfter ☐ sehr oft

Habe ich mich konstruktiv an Diskussionen beteiligt?

☐ ja ☐ absolut ☐ nein ☐ auf keinen Fall

Habe ich Toleranz für die Meinungen anderer aufgebracht?

☐ ja ☐ absolut ☐ nein ☐ auf keinen Fall

Habe ich Toleranz für das unterschiedliche Lern- und Auffassungstempo anderer aufgebracht?

☐ ja ☐ absolut ☐ nein ☐ auf keinen Fall

War ich höflich und respektvoll mit anderen Seminarteilnehmenden?

☐ selten ☐ einmal ☐ öfter ☐ sehr oft

Habe ich »schwächere« Seminarteilnehmenden ermutigt und gestärkt?

☐ selten ☐ einmal ☐ öfter ☐ sehr oft

Wie fand ich die Feedbackrunde im Allgemeinen?

☐ ok ☐ mag ich nicht ☐ zusammenfassend ☐ inspirierend

Was habe ich in der Feedbackrunde gesagt?

☐ ich habe mich »angeschlossen«
☐ es war schon alles gesagt
☐ ich hatte eine eigene Meinung und einen eigenen Satz
☐ meine Erkenntnisse und Bestätigungen
☐ fachliche und persönliche Anregung
☐ ein fachliches Highlight
☐ eine Rückmeldung an das Lernteam

Habe ich mich für andere, mir nicht bekannte Seminarteilnehmende interessiert?

☐ ja ☐ absolut ☐ nein ☐ auf keinen Fall

Wenn nein, welche Gründe habe ich?

☐ Unsicherheit ☐ bin mit mir beschäftigt
☐ Desinteresse ☐ wenig Übung

Würde ich mich als Seminarteilnehmer/Seminarteilnehmerin weiter empfehlen?

☐ ja ☐ absolut ☐ nein ☐ auf keinen Fall

Werde ich mein neues oder vertieftes Wissen im beruflichen Kontext weitergeben?

☐ ja, auf jeden Fall ☐ ich weiß noch nicht

☐ ach so, soll (muss) ich?   ☐ ja, ich denke schon
☐ ja, aber nur den netten Kollegen   ☐ nein
☐ vielleicht   ☐ wieso?

Habe ich dieses Seminar heute von meinem Arbeitgeber

finanziert	☐ ja	☐ nein	☐ weiß nicht
organisiert	☐ ja	☐ nein	☐ weiß nicht
in Arbeitszeit	☐ ja	☐ nein	☐ weiß nicht

bekommen?

9.3 Was ich noch sagen wollte

Mit dem zweiten schriftlichen Werk habe ich das Empfinden, dass ich nun alles Wesentliche aufgeschrieben habe. Dies ist mein Beitrag für eine gemeinsame, dem Menschen würdigere Sprachkultur in Gesundheitsberufen und eine dem Wesen der Gesundheit gebührende Dialog- und Gesprächskompetenz. Ich bedanke mich ausdrücklich bei meiner Lektorin Nicole Köhler für ihre anspruchsvolle, kompetente und sehr zugewandte Anleitung in Bezug auf beide Publikationen. Meinen Lieben zuhause gebührt höchste Ehre und tiefster Dank für Geduld, Umsicht und ermutigende Zuneigung. Und Ihnen, Euch und Dir widme ich einen Text von Martin Gutl, einem Dichter und Priester der Achtundsechzigergeneration. Er fasst in Worte, was mein berufliches Engagement, mein Wirken und mein Sein durchwebt:

Ich möchte dich begleiten

Ich möchte dich begleiten.
Nicht, daß ich mehr wüßte als du,
Nicht, daß ich mehr sein könnte als du.
Ich schreibe, weil ich wie du
ein Mensch bin,
ein Mensch, der seit Jahrzehnten
leidenschaftlich sucht;
einer, der gefunden hat und wieder sucht.
Ein Mensch, der betet,
für den es trotzdem Fragen gibt,
wie für dich;
für den die Rätsel des Lebens
nicht schon gelöst sind;
ein Mensch, der manchmal
in die Seele des anderen hinein blicken darf
und für den doch jeder
ein Geheimnis bleibt;
ein Mensch, der Wege weist
und selbst in manchen Dingen ratlos ist.
Ich möchte Dich begleiten.
Ich bin kein Übermensch.
Ich wage nur,
mich dir mitzuteilen.
Ich möchte mit dir
die Spuren Gottes suchen,
mitten im Alltag.
Ich bin mit dir unterwegs.
Ich bin wie du unterwegs!

(Specht, Tomann & Tropper 2011, S. 57)

Literaturverzeichnis

Altannn T, Roth M (2014). Mit Empathie arbeiten – gewaltfrei kommunizieren. Praxistraining für Pflege, Soziale Arbeit und Erziehung. Stuttgart: Kohlhammer.

Creighton J, Simonton OC, Simonton SM (1992). WIEDER GESUND WERDEN. Eine Anleitung zur Aktivierung der Selbstheilungskräfte für Krebspatienten und ihre Angehörigen. Reinbek bei Hamburg: Rowolth.

Die Sprachen der Pflege. Interdisziplinäre Beiträge aus Pflegewissenschaft, Medizin, Linguistik und Philosophie. Angelika Abt-Zegelin und Martin W. Schnell. Wittener Schriften Universität Witten/Herdecke. 2006

Duden (2007). Das Herkunftswörterbuch. 4. Aufl. Berlin: Bibliographisches Institut.

Ende M (2007). Momo. Stuttgart/Wien: Thienemann Verlag.

Fallmann S (2011). Humor in der Pflege. Denn Lachen ist gesund! Norderstedt: Grin.

Feichtner A (2014). Lehrbuch der Palliativpflege. 4. Aufl., Wien: Facultas.

Finke J (2013). Träume, Märchen, Imaginationen, personenzentrierte Psychotherapie und Beratung mit Bildern und Symbolen. München: Reinhardt.

Fleischhut J (2012). Emotional Neuroscience: Unbewusste Gefühlsaktivierungen durch ausgewählte Sprachmusterkopplungen. Neuere Erkenntnisse der Neurobiologie, der Neuropädagogik und der Psycholinguistik und ihre Anwendung für eine »Selbstwertbasierte Kommunikation zur Gesundheitsförderung, http://www.marktplatzbildung.de/uploads/Scripte%2014ter%20MB/Gesundheitsverhalten%20im%20Spiegel%20der%20Neuropaedagogik-06.04.10.pdf; Zugriff am 26.08.2015.

Geiger A (2011). Der alte König in seinem Exil. München: Hanser.

Grün A (2011). Die heilsame Kraft der inneren Bilder. Aus unverbrauchten Quellen schöpfen. Freiburg im Breisgau: Herder.

Hüther G (2011). Die Macht der inneren Bilder. 7. Aufl. Göttingen: Vandenhoeck & Ruprecht.

Hüther G (2015). Etwas mehr Hirn, bitte. Eine Einladung zur Wiederentdeckung der Freude am eigenen Denken und der Lust am gemeinsamen Gestalten. Göttingen: Vandenhoeck & Ruprecht.

International Council of Nurses (ICN) (2014). Definition of Nursing. http://www.icn.ch/who-we-are/icn-definition-of-nursing/, Zugriff am 22.06.2015.

Jakobs G & Niemeyer S (2006): Typisch! Kleine Geschichten für andere Zeiten. 5. Aufl. Hamburg: Verlag andere Zeiten

Klimke B (2008). Einmal Lachen so gesund wie 20 Minuten Joggen (16.04.2008). http://www.welt.de/wissenschaft/article1906639/Einmal-Lachen-so-gesund-wie-20-Minuten-Joggen.html, Zugriff am 30.07.2015.

König J & Zemlin C (2011). 100 Fehler im Umgang mit Menschen mit Demenz, und was Sie dagegen tun können, 2. Aufl. Hannover: Brigitte Kunz.

Kristel KH (1998). Gesund Pflegen. Streßbewältigung und Selbstpflege. München, Wien, Baltimore: Urban & Schwarzenberg

Lay R (2012). Ethik in der Plfege. 2. Aufl. Hannover: Schlütersche.

Mahlmann R (2010). Sprachbilder, Metaphern & Co. Weinheim und Basel: Beltz Verlag.

Mandela N (2014). Meine Waffe ist das Wort. 4. Aufl. München: Kösel Verlag.

Mantz S (2016). Arbeitsbuch. Kommunizieren in der Pflege. Mit heilsamen Worten pflegen. 2. Aufl., Stuttgart: Kohlhammer:

Satir V (2014). Meine vielen Gesichter. Wer bin ich wirklich? 14. Aufl., Krugzell: Kösel.

Scholz D (2014). Pflegeleicht! Anleitung zum Stressmanagement für Gesundheitsberufe. Wien: Facultas.

Schwarz-Friesel M (2013). Sprache und Emotion. 2. Aufl., Tübingen: UTB.

Specht-Tomann M. & Tropper D. (2011). Hilfreiche Gespräche und heilsame Berührungen im Pflegealltag. 4. Aufl. Berlin-Heidelberg: Springer

Stolze C (2013). Vergiss Alzheimer. Die Wahrheit über eine Krankheit, die keine ist. Freiburg im Breisgau: Herder.

Weinberger S (2013). Klientenzentrierte Gesprächsführung. Lern- und Praxisanleitung für psychosoziale Berufe. 14. Aufl. Basel und Weinheim: Beltz Juventa.

Willms L (2013). Klassische Philologie und Sprachwissenschaft. Göttingen: Vandenhoeck & Ruprecht.

Wingchen J (2009). Kommunikation und Gesprächsführung für Pflegeberufe. Ein Lehr- und Arbeitsbuch. 2. Aufl. Hannover: Brigitte Kunz Verlag.

Winkler P (2012). Das Sprachbilder-Wörterbuch. Norderstedt: Verlag Tausend und eins.

Internetquellen

http://www.icn.ch/fr/que-faisons-nous/german-speaking-icnpr-user-group/german-speaking-icnpr-user-group-871.html, Zugriff am 21.02.2015.
http://www.wirkkommunikation.de/die-macht-der-wirkungsvollen-worte/, geschrieben von Bernd Holzfuss am 4. Mai 2012 in WirkKommunikation. Zugriff am 22.03.2015.
http://www.uni-jena.de/uni_journal_04_2010_Forschung.html, Zugriff am 22.03.2015.
http://denkzeiten.com/tag/goethe/, geschrieben von Sandra Matteotti, vom 26.7.2012. Zugriff am 26.08.2015.

Videoempfehlungen

Lachen in der U-Bahn: www.lachen-verbindet.de
http://www.zdf.de/ZDFmediathek/beitrag/video/1571740/Ist-Lachen-wirklich-ansteckend%253F#/beitrag/video/1571740/Ist-Lachen-wirklich-ansteckend%3F
www.compasion-training.org

Quellenhinweis: Wortschatzkarten/Abbildungen in Kapitel 7

Inhaltliche Konzeption: Sandra Mantz, SprachGUT Akademie
Sprachwissenschaftliche Begleitung und Textgestaltung: Dr. Manuela Baumgart, Studium der Germanistik und Geschichte, Theologie und Psychologie in Frankfurt am Main. Promotion in Sprachwissenschaft über die Wirkung von Sprache in der Werbung.
Grafische Gestaltung: Heike Krüger, Grafik-Design-Studium mit dem Abschluss Diplom an der Hochschule für Bildende Künste in Braunschweig.
Quelle: http://www.welt.de/wissenschaft/article1906639/Einmal-Lachen-so-gesund-wie-20-Minuten-Joggen.html, Zugriff am 15.03.2015.

Konzeptioneller Quellenhinweis

Die Erkenntnisse der Autorin für den Sprachwandel in Kapitel 2 basieren vorrangig auf dem LINGVA ETERNA® Sprach- und Kommunikationskonzept. Weiterbildung mit eigener inhaltlicher und konzeptioneller Weiterentwicklung für Gesundheitsberufe.

Die Begründerin des benannten Konzepts ist Mechthild von Scheuerl-Defersdorf, Sprachwissenschaftlerin und Diplom-Philologin, Leiterin des LINGVA ETERNA® Institutes in Erlangen.

Stichwortverzeichnis

A

Abhängigkeit 25
Adjektive 129
aggressiv 162
aktiv 169
aktives Zuhören 111
Allgemeinwissen 69
Altenpflegerin 13
Anforderungsprofil 20
Angehörige 60
Angst 25
angsteinflößend 91
Anspruch und Wirklichkeit 24
ansteckend lachen 102
Arbeitgeber 171
Aufblühen 137
Aufrichtigkeit 56
aufrüttelndes Wort 117
aufsteigende Kraft 78
Augen auf 66
Ausreden 45
Auswirkungen 33

B

Basisthemen 73
befremdliche Qualität 27
Begegnung 155
begeistert 149
begleiten 172
Begrüßung und Abschied 59
behütet 104
behutsam 104
beklemmendes Gefühl 158
beleidigend 46
Beobachter, dankbarer 155
Beobachtungssituation 154
Bequemlichkeit 65
Beruf, gewählter 50
Berufsjargon 118
Beruhigung 150
Besprechungskultur 60
Bilder 87
Blickkontakt 157

C

Carl Rogers 115
charmant 132

D

Demenz 117
Desinteresse 170
Dialogische Verständigung 56
die Hand reichen 142
Dienstübergaben 161
diskret 71
distanziert 70
Druck und Stress 29

E

eigentlich 37
Eindeutigkeit 84
einfühlendes Verstehen 114
einfühlsam hinhören 141
eingeschobene Sätze 165
Einzelkämpfer 51
Eisbergmodell 85
Empathie 111
Ende, Michael 108
Entschuldigung 43
Ermutigung 148
Erwartungen 18
Esoterik 46
Esprit 151
ethische Werte 107
Etymologie 122

F

fachliche Sicherheit 20
Fachqualifikationen 152
Fachworte 121
Feedbackrunde 170
fehlende Klarheit 38
fehlende Wärme 28
Feinheiten 105
floskelhaftes Reden 43
freiwillig 131
Frieden 125
fröhlich 75
Fröhlichkeit 149
fühlen 66
Füllworte 154

G

Gast 110
geborgen 133
Gedankenhygiene 147

Gelassenheit 126
Geschenk 113
Gesprächskompetenz 58
Gesprächskultur 54
Gesten 119
Gesundheit 145
gewählte Worte 77
Gewaltsprache 164
gewinnen 64
Glaubwürdigkeit 36
Glocke 94
Grundhaltung 80
Grundstimmung 53
Gute-Worte-Projekt 158

H

Handlungsimpulse 92
heilsame Worte 122
Heilung 113
Hektik 44
Horen 110
Hörgeräte 121
Hospitationsbericht 152
Hospitationsthema 155
Humane Gesprächsführung 107
Humor 62

I

Innehalten 105
innere Bilder 39
innere Haltung 76
innewohnend 104
innig 157
Inspiration 163
intuitiv 70
Ironie 42

K

Kampf 41

Kämpfergeist 49
keine Zeit 32, 99
Kind 116
Klarheit 54
klientenzentrierter Ansatz 115
Kompetenzebenen 80
Kontaktperson 154
Körpersprache 84
kranke Sprache 34
Kritik 52
kurze Sätze 120

L

Laie 68
Launen 159
laut 44
Leben 150
Lebensfreude 55, 145
Lebensphasen 21
Lehrer 113
leise sein 144
Leitbilder 19
Liebe/Angst 83
loben 138
loyal 19
lügen 49

M

Macht 89
Menschenbild 82
Mimik und Gestik 58
Mitgefühl 147
Modalverb 31
Momo 109
Morphologie 123
Mühe 17
Musiker 160
Mut 62
Muttersprache 75

N

naiv 64
Namen 157
Negationen 164
negativ 34
Neid 14
Nerven 54
Nervensystem 45
nonverbal 67

O

offene Türen 61
Optimismus 14
Orientierungslosigkeit 38

P

Papillon 73
Paraverbale 68
Pater Anselm Grün 145
pathologische Wortbilder 35
Patienten 94
Personalpronomen 165
persönlicher Anspruch 53
Pflege jammert 156
Pflegewendungen 139
problemorientiert 38
Professionalität 73
professionelle Kommunikation 71
Profi 68
Profispirale 71
Prüfung 32
Psychohygiene 46
Psychotherapie 88

R

Reaktionen 112

Reflexion 53
Reflexionsbereitschaft 63
Respekt 107
Ressourcen 59
Risikoeinschätzung 64
Rollenspiele 47
Röntgen 96

S

Sanftmut 124
Satzbrüche 165
schenken 101
Schlüsselaufgaben 20
Schlüsselworte 29
Schmerzen 90, 160
Schmetterling 74
schnell oder langsam? 57
Schweigen 121
schwierige Charaktere 15
Sehhilfen 121
sehr alter Menschen 120
Selbstkompetenz 22
Selbstwert 82
Semantik 123
Seminarteilnehmerinnen 167
sensible Verfassung 155
Signalkraft 21
Sinne 61
Sinnhaftigkeit 14
Sorgen 43
Spickzettel 106
Spiegelbogen 167
Spieß 40
Sprachbegleiterinnen 151
Sprachbilder 92
Sprachen der Gesundheit 145
SprachGUT® 163
Sprachimpulse 95
Sprachkultur 152
sprachlicher Ausdruck 76
Sprachmentorinnen 151

Sprachmuster 29, 163
Sprachmusterkoppelungen 40
Sprachprofis 153
Sprachvarianten 30, 100
Sprechtempo 146
starke Wirkungen 33
Stimme 54
Stimmungsbilder 58
stören 43
storytelling 153
Stress 49
Stressoren 70
Struktursignale 165
Substantive 124
Symbole 26

T

Team 52
Team-/Integrationsfähigkeit 23
Toilettengang 36, 97
Toleranz 105
Transporter 156
träumen 136
Treue 148
Truppe 41

U

üben 168
Übergabe am Bett 93
Überraschungen 168
Umsicht 171
Unbewusstheit 72
unfreundlich 45
unkompliziert 39
unvollständige Sätze 165

V

Verben 134
verlässliche Zusammenarbeit 55

Verlorenheit 36
Versöhnung 149
Vertrauen 50
Verunsicherung 154
verurteilend 26

W

wacher Verstand 15
Wertschätzung 146
Willkommen 105
Willkommen heißen 103
Wissenschaft 89
Wohlfühlworte 158

Wortkino 87
Wortmüll 27
Wortschatz 84
Wunder 105
würdevoll 117
würdige Sprachkultur 171
wütend 26

Z

Zauber 128
Zeitworte 156
Zweifel 38
zynisch 34

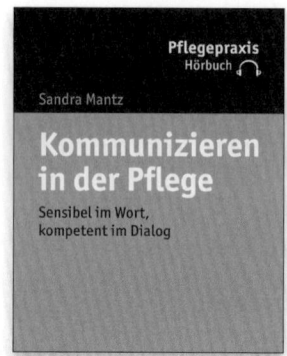

Sandra Mantz

Kommunizieren in der Pflege

Sensibel im Wort, kompetent im Dialog

2018
Hörbuch auf Memory Stick
Spielzeit: 98 Minuten
€ 14,-
ISBN 978-3-17-033910-1

Pflegen ohne zu kommunizieren ist schlicht unmöglich. Der tägliche Dialog, unzählige Alltagsgespräche und Begegnungen im Pflegekontext sind für alle Beteiligten eine hohe Anforderung. Zeit und Personal sind knapp, die Arbeitsdichte ist hoch. Gespräche führen, den situativen Dialog lenken, das richtige Wort zur richtigen Zeit finden, dies „schüttelt niemand aus dem Ärmel". Dabei handelt es sich jedoch um Kompetenzen, die jeder erlernen und trainieren kann. Einmal erworben sparen sie viel Zeit, Kraft, Nerven und weitere Ressourcen. Die Qualität eines Gesprächskontakts zwischen Fachkraft und Patient sowie zwischen Fachkräften untereinander sind wesentlich für die Arbeit mit dem Patienten sowie für die interdisziplinäre Zusammenarbeit. Das von Sandra Mantz verfasste und gesprochene Hörbuch liefert Wissensvermittlung mit Unterhaltung zu jeder Zeit und an jedem Ort.

Leseproben und weitere Informationen unter www.kohlhammer.de

W. Kohlhammer GmbH
70549 Stuttgart

Kohlhammer

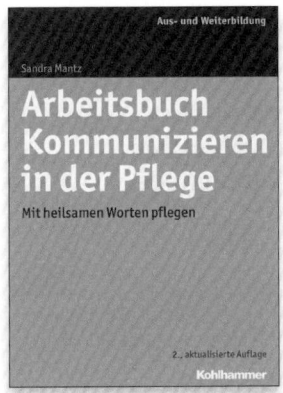

Sandra Mantz

Arbeitsbuch Kommunizieren in der Pflege

Mit heilsamen Worten pflegen

2., aktualisierte Auflage 2016
160 Seiten, 37 Abb.,
4 Tab. Kart. € 26,–
ISBN 978-3-17-031627-0

auch als EBOOK

Die derzeit noch vorherrschenden Denk- und Sprachmuster im Pflegealltag weisen alarmierend auf eine vieldeutige, floskelhafte, wenig vertrauenserweckende und dem Menschen ferne Kommunikation hin. Sie erschöpft viele am Pflegeprozess beteiligte Menschen. In der 2. Auflage dieses Buches wird das bewährte Konzept der Erstauflage fortgeführt. Es regt zur kritischen Selbstreflexion an, sensibilisiert für Chancen und Risiken im eigenen Kommunikationsverhalten und erweitert das Bewusstsein für die Kraft der heilsamen Worte im Pflegeberuf. Es bietet Praxisnähe, Wortschätze, Übungsvielfalt und macht Mut zum guten Gespräch.

Leseproben und weitere Informationen unter www.kohlhammer.de

W. Kohlhammer GmbH
70549 Stuttgart

Kohlhammer

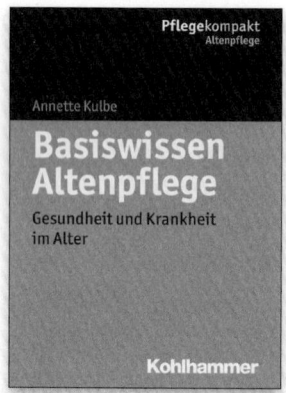

Annette Kulbe

Basiswissen Altenpflege

Gesundheit und Krankheit im Alter

2018. 133 Seiten, 21 Abb., 6 Tab. Kart. € 16,–
ISBN 978-3-17-031759-8

auch als EBOOK

Pflegekompakt

Altenpflege wird immer umfangreicher und spezieller. Insbesondere für diejenigen, die in der täglichen Pflegepraxis mit alten Patienten und Bewohnern arbeiten. In der ambulanten und stationären Altenpflege, der geriatrischen Pflege in Krankenhäusern, Tageskliniken oder in Pflegeheimen für Menschen mit Demenz stehen Lebenswelt, Wünsche und Ängste alter Menschen im Vordergrund. Dieses Pflegekompakt-Buch für die Kitteltasche gibt einen schnellen Überblick über die spezielle Pflege alter Menschen und liefert dabei unerlässliches Basiswissen über Alter(n), Gesundheit, typische Alterskrankheiten und Demenz.

Leseproben und weitere Informationen unter www.kohlhammer.de

W. Kohlhammer GmbH
70549 Stuttgart

Kohlhammer